医学書院

生活と透析
これだけは知っておこう

監修 小川洋史 新生会第一病院院長
編集 新生会第一病院教育訓練センター

医学書院

〔監修〕

小川洋史

〔執筆〕

看護部

岡山ミサ子　西谷佐智子　村瀬智恵美　佐久間智子
佐藤昭子　牧野範子　茶円美保　井上矢子

臨床栄養科

井上啓子　平賀恵子　村上憲吾

リハビリテーション科

竹内千里　山岸雅幸

薬剤科

橋爪博隆

医療社会事業相談室

小木美穂　村地裕子　山下純子

挿絵：岡山ミサ子

生活と透析

発　行　2002年4月1日　第1版第1刷©
　　　　2019年11月15日　第1版第9刷

編　者　小川　洋史
　　　　　　おがわ　ひろし

発行者　株式会社　医学書院
　　　　代表取締役　金原　俊
　　　　〒113-8719　東京都文京区本郷1-28-23
　　　　電話　03-3817-5600(社内案内)

印刷・製本　アイワード

本書の複製権・翻訳権・上映権・譲渡権・貸与権・公衆送信権(送信可能化権を含む)は株式会社医学書院が保有します．

ISBN978-4-260-33196-8

本書を無断で複製する行為(複写，スキャン，デジタルデータ化など)は，「私的使用のための複製」など著作権法上の限られた例外を除き禁じられています．大学，病院，診療所，企業などにおいて，業務上使用する目的(診療，研究活動を含む)で上記の行為を行うことは，その使用範囲が内部的であっても，私的使用には該当せず，違法です．また私的使用に該当する場合であっても，代行業者等の第三者に依頼して上記の行為を行うことは違法となります．

|JCOPY| 〈出版者著作権管理機構　委託出版物〉

本書の無断複製は著作権法上での例外を除き禁じられています．複製される場合は，そのつど事前に，出版者著作権管理機構（電話 03-5244-5088，FAX 03-5244-5089，info@jcopy.or.jp）の許諾を得てください．

はじめに

　日本の透析の現状を反映し，私どもの病院でも，糖尿病，腎硬化症の患者さんが透析に移るケースが増えています。このため，透析導入年齢も年々高くなってきているのが現状です。

　今まで，当院では別途，医学書院から出版している「透析ハンドブック」を透析導入用テキストとして使ってきましたが，こうした高年齢の患者さんには本書はやや詳しすぎて，理解が難しい場合も少なくありませんでした。そうした場合に用いていたのが，本書の基になった院内教育用の「生活と透析」という小冊子です。このテキストでは，必要な項目を厳選し，より簡潔・明瞭な表現で透析を受ける人が知っておくべき大切な事項を解説しました。今回，この院内教育用テキストであった「生活と透析」を出版したのも，当院と同じような悩みを抱えている病院やクリニックが，全国に数多くあるに違いないと考えたからです。

　出版に当たっては，基になったテキストを入念に再検討し，文章表現，イラストなども全面的に改め，必要なことが患者さんに正しく伝わるよう配慮したつもりです。また，執筆にあたっては，はじめて透析を受ける人が，自分の生命や生活を守り，生活上の注意や異常の発見ができるようになることを目標としました。

　本書が，より安全で快適な透析生活の一助になればと願っています。

新生会第一病院
院長　小川　洋史

目次

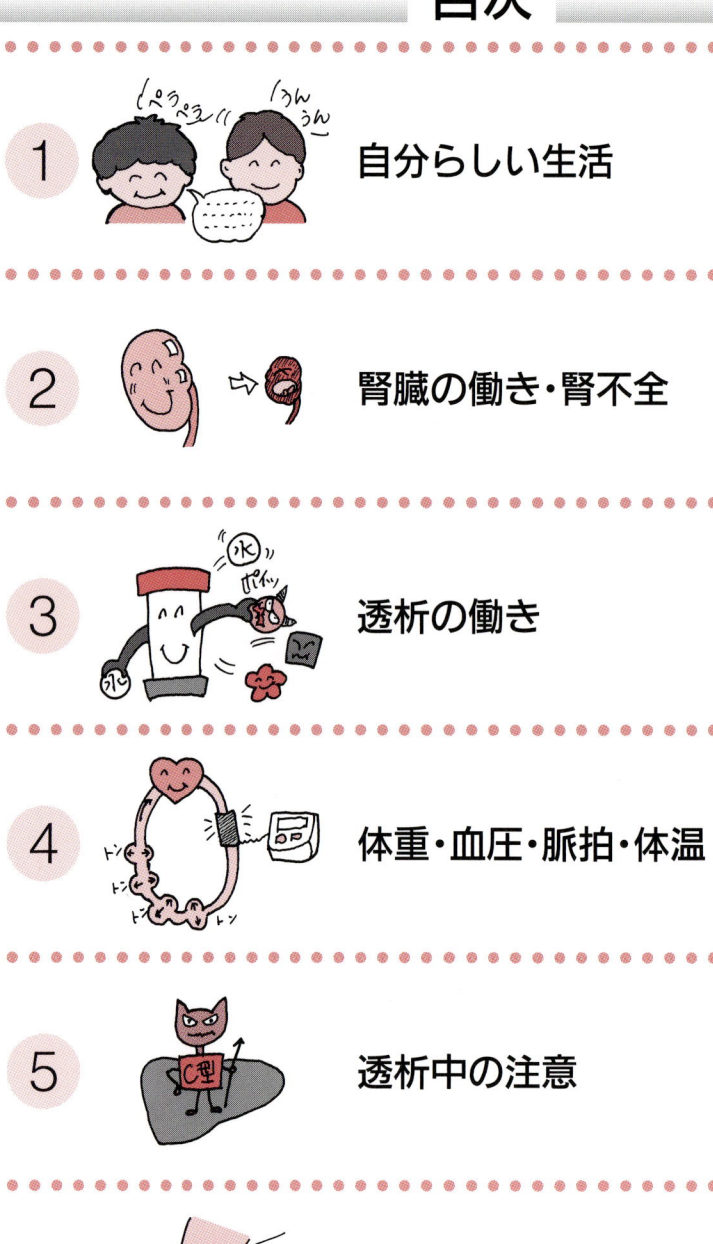

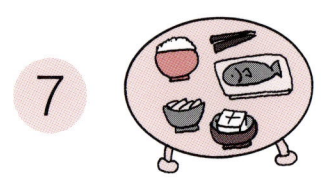

1	自分らしい生活	6
2	腎臓の働き・腎不全	10
3	透析の働き	18
4	体重・血圧・脈拍・体温	22
5	透析中の注意	28
6	シャント	34
7	食生活―1日の必要量とバランス	40
8	食生活―水分のとり方	45

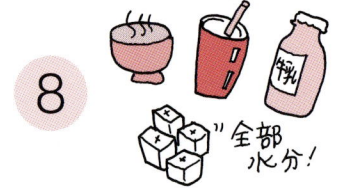

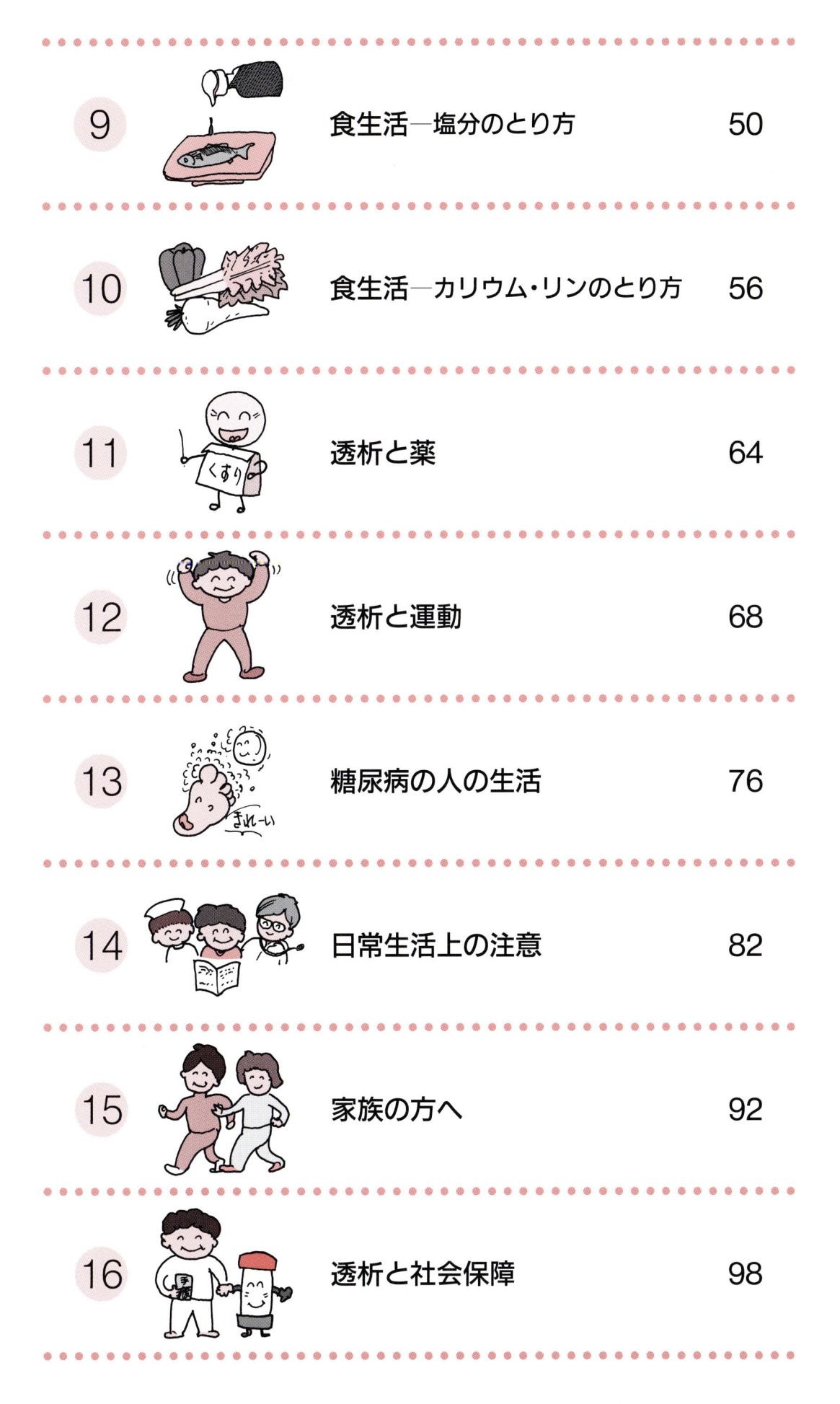

9		食生活―塩分のとり方	50
10		食生活―カリウム・リンのとり方	56
11		透析と薬	64
12		透析と運動	68
13		糖尿病の人の生活	76
14		日常生活上の注意	82
15		家族の方へ	92
16		透析と社会保障	98

1 自分らしい生活

自分の生活に透析を組み入れ，いきいきとした透析生活を送るためには，病気や透析を受け止め，他の人に支えられながら自己管理していくことが大切です。

自分のことは自分でしよう！

自分の体は医師や看護師に「おまかせ」するのではうまくいきません。自分のことは自分で管理するよう心がけましょう。食事，薬，シャントなど，自分で判断し，できる範囲が多いということは，選べる範囲が広がることになります。たとえば食事のとり方を知っていれば制限の範囲内で，自由に選び，豊かな食生活が送れます。

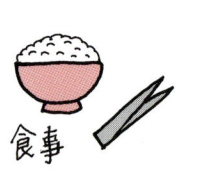 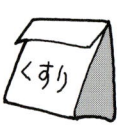 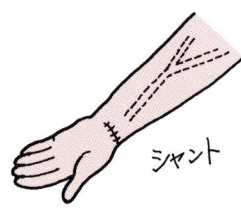 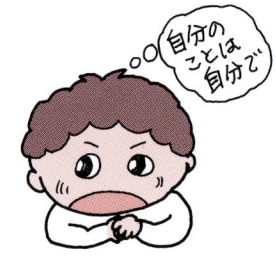

病気や透析をありのまま受けとめよう！

「腎不全は治らない」「一生透析をする必要がある」と聞かされた時は，目の前が真っ暗になり大きなショックを受けたことでしょう。「病気や透析とうまく付き合っていこう」と前向きに受けとめるには長い時間が必要です。受けとめるまでには様々な気持ちの変化があります。これらは誰にでもおこる正常な反応です。自分の気持ちをありのままにみつめましょう。

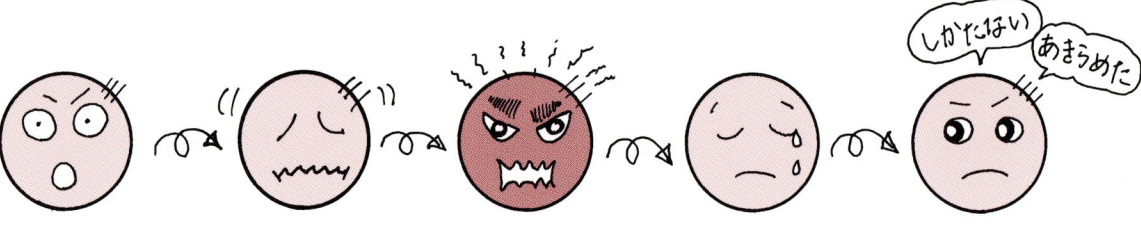

気持ちを表現し整理しよう！

　自分の気持ちを他の人に話したり，日記をつけたり手紙を書くなど，自分の気持ちを表現しましょう。そうすることで，自分自身をみつめ，気持ちの整理ができます。

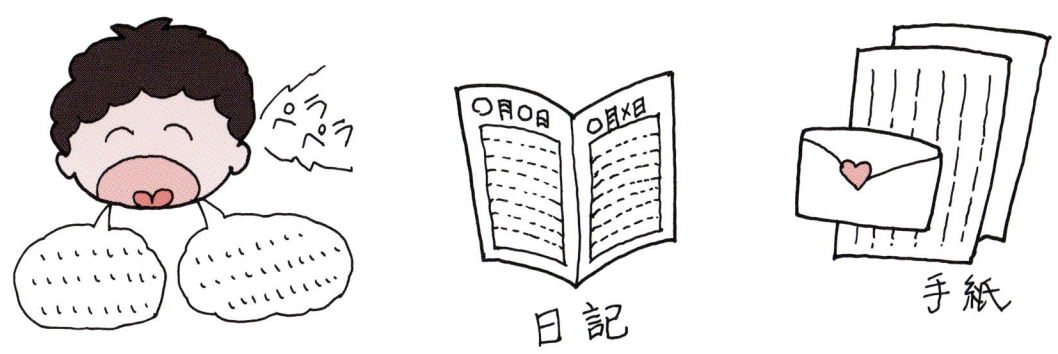

　泣きたいときはおもいっきり泣いて，おこりたいときは枕をなげるなど，自分の感情をおさえないで素直に表現しましょう。

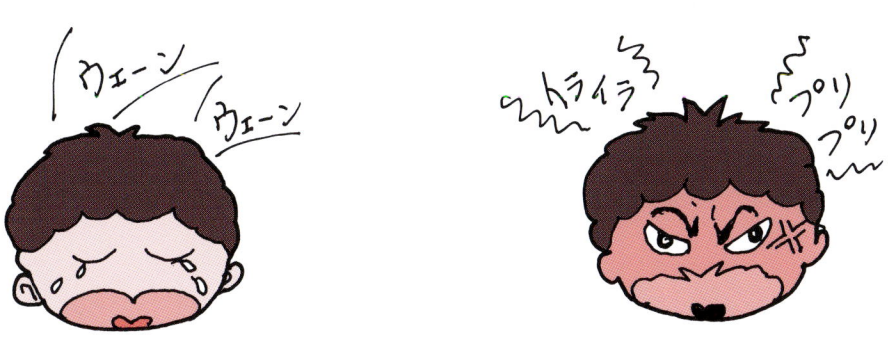

他の人に支えられて生きる！

　信頼できる人をもつことはストレスに耐え，問題を乗りこえる上で大きな力になります。一人で悩まずに医療者や家族，友人，職場の人，または同じ病気の人など，できるだけ多くの人に協力を求めましょう。

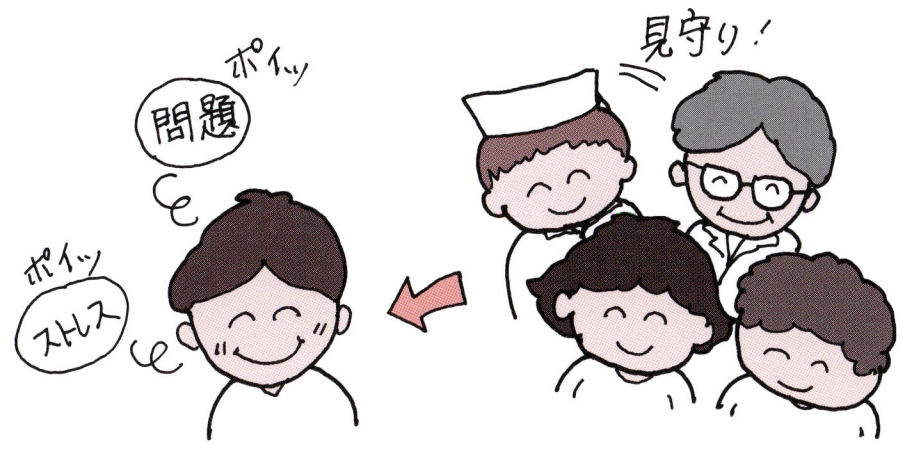

人に支えてもらう場合，気持ちが通じ合える人，安心できる人，何でも話せる人，通院の介助や調理を手伝ってもらえる人など，支えてもらうことが違います。他の人に支えてもらうことは，自己管理していく上での力になります。

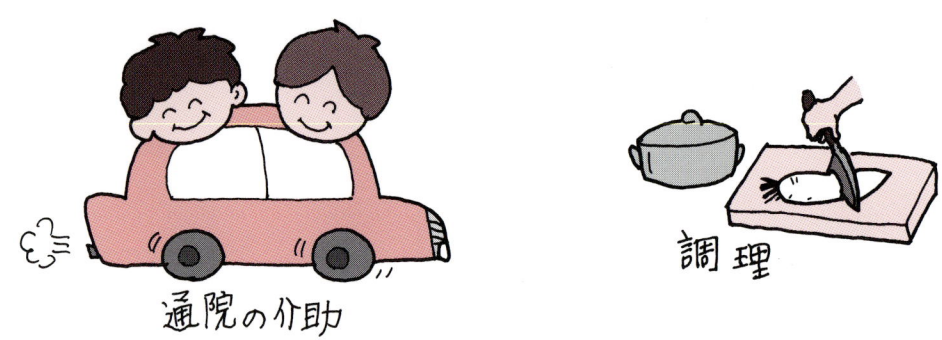

ストレスを解消しよう！

ストレスになった時は，問題をはっきりさせ，解決方法を考えます。他の人に話を聞いてもらう，ものごとを良い方向に考えるなど，受けとめ方でストレスの度合いが違います。

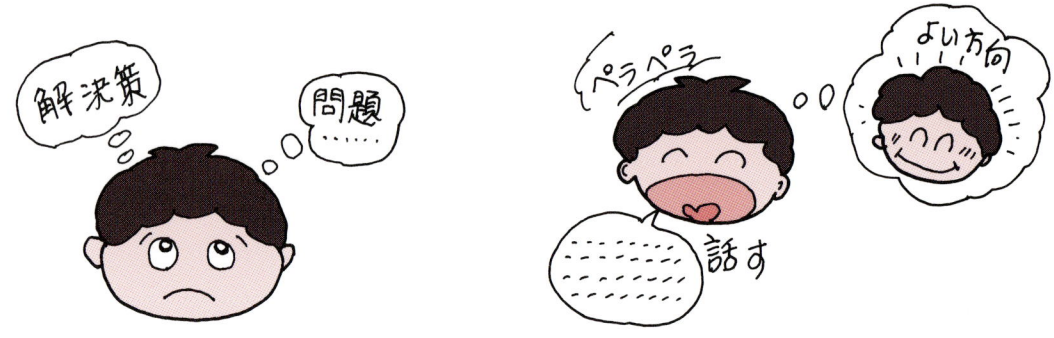

ストレス解消として気分転換をしましょう。旅行や運動，趣味を楽しんだり，他にリラックスする呼吸法などがあります。

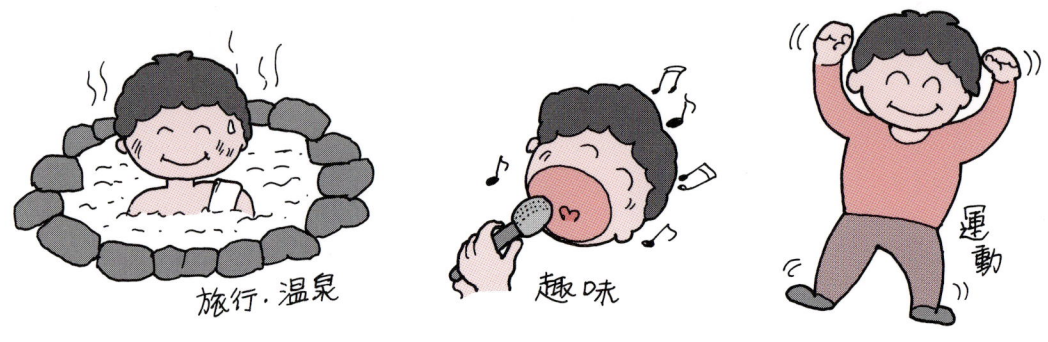

有意義な生活を送ろう！

　透析をすると腎不全の症状が改善され，より充実した生活を送ることができます。しかし，これまでの自分に戻るのではなく，生活に透析を組み入れた新たな透析生活がスタートします。自分のできる範囲で最大限に自分のできることを行い，自信をもって前向きに生活していきましょう。

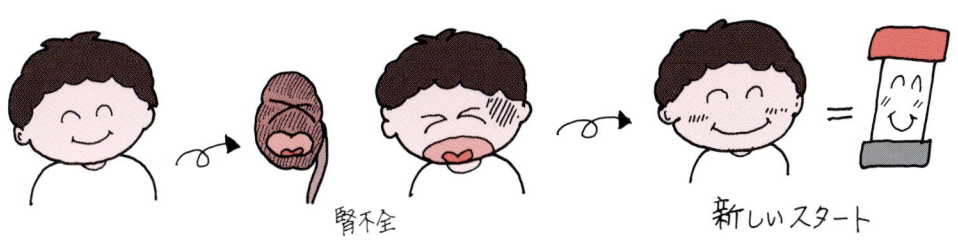

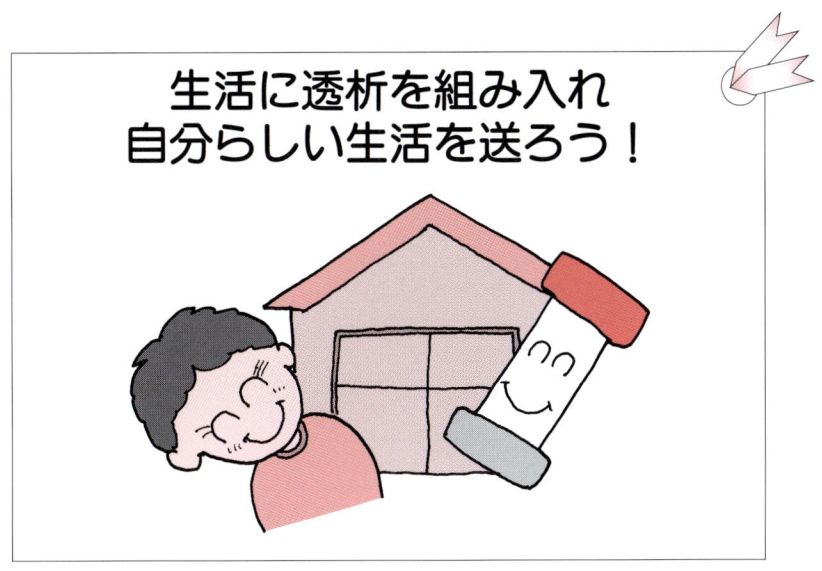

2 腎臓の働き・腎不全

腎臓のしくみ

腎臓はどこにあるの？

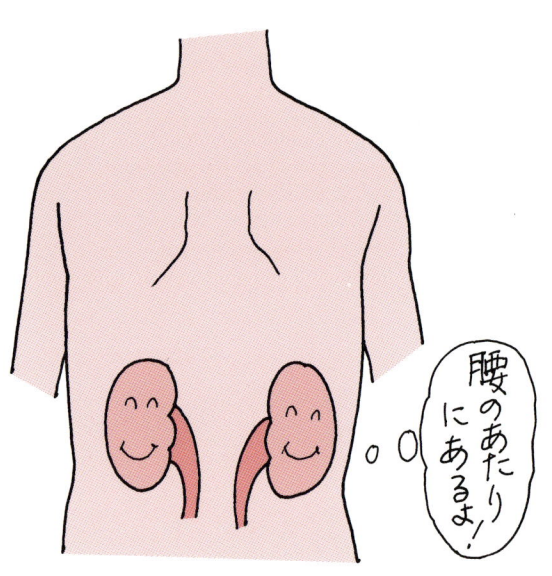

腎臓は左右2個あり，おなかのうしろで，腰のあたりにあります。

腎臓の形・大きさは？

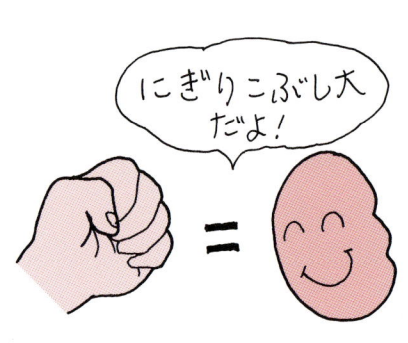
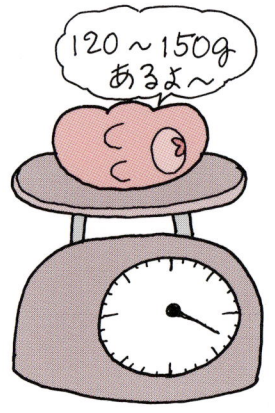

腎臓は，そら豆の形をしています。大きさはにぎりこぶし大で，1個の腎臓の重さは，約120〜150gです。

腎臓の働き

腎臓は何をしているの？

　口からとった飲みものや食べものは，血液の中にとり入れられます。そして栄養分は体じゅうをまわり，余分な水分や，いらないものができます。

　腎臓は，ざるのようなもので，余分な水分や，いらないもの(毒素)をこしだして，尿として体の外にすてます。

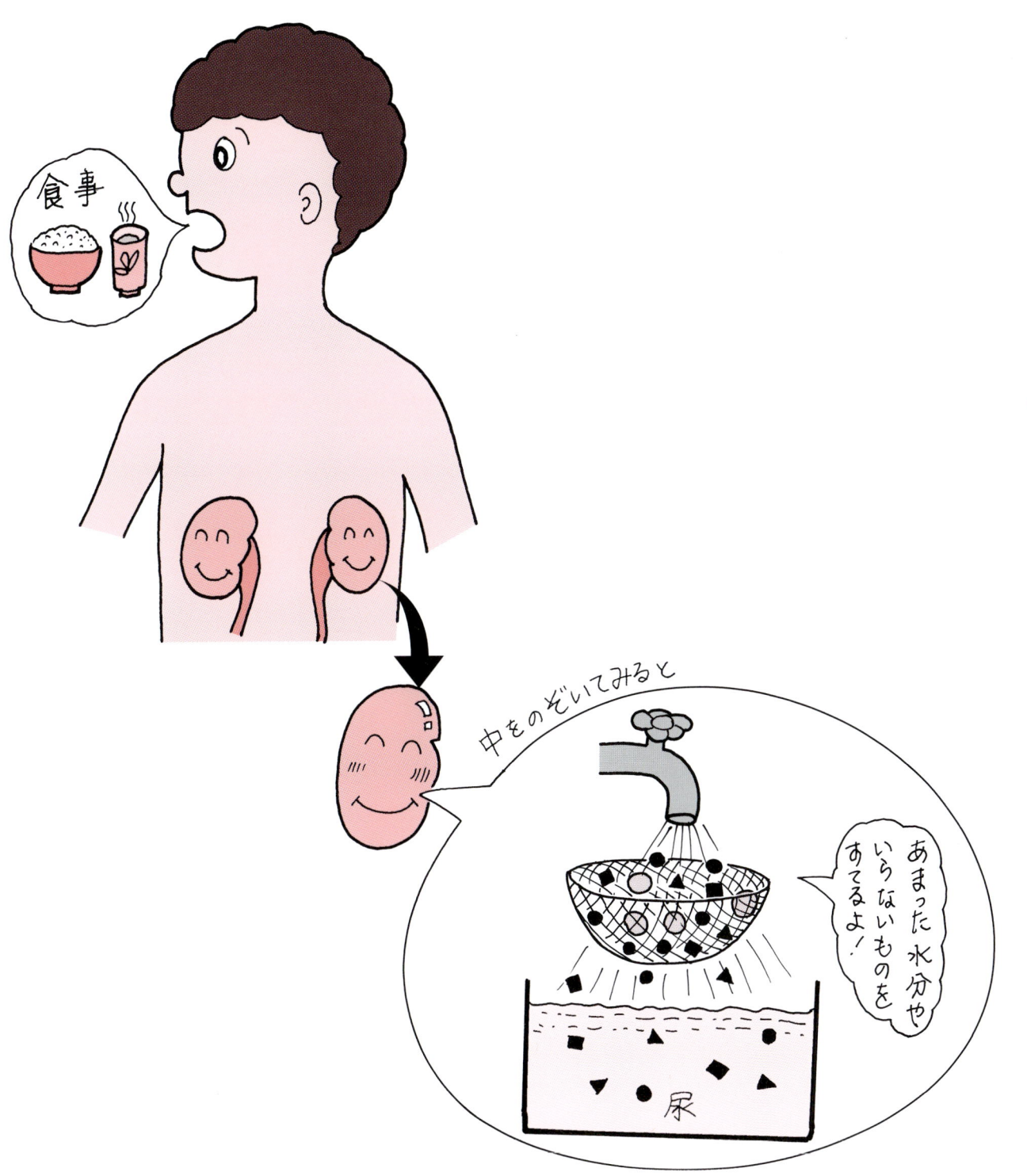

腎臓ではどんなものをすてているの？

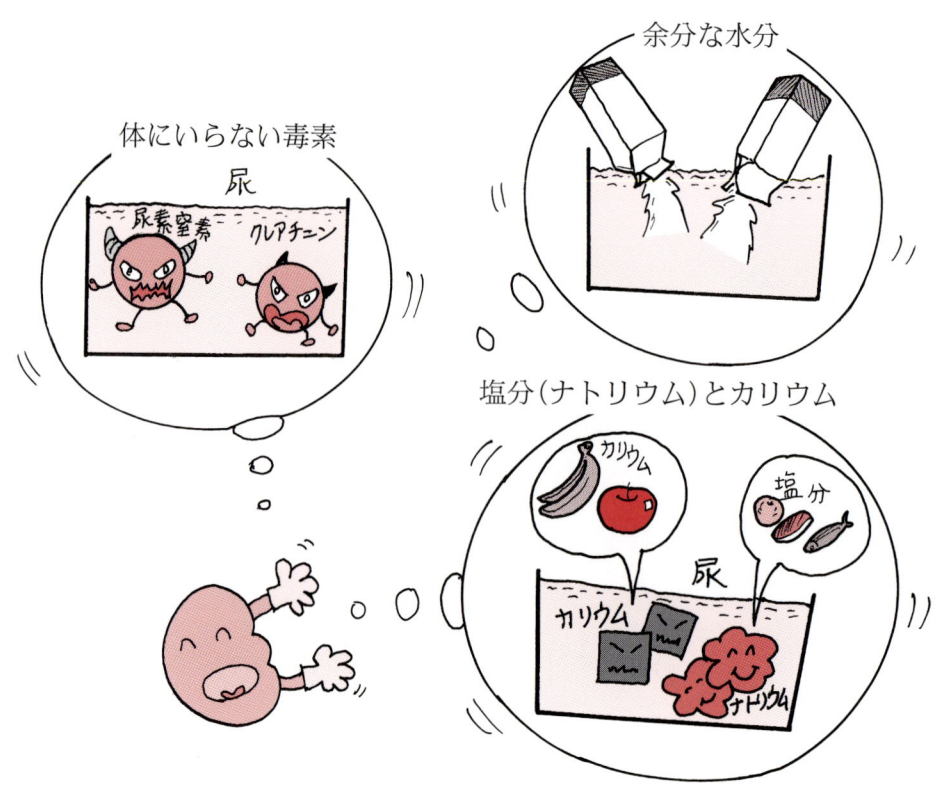

他にどんな働きがあるの？

血液（赤血球）をつくるためのホルモンを出しています。

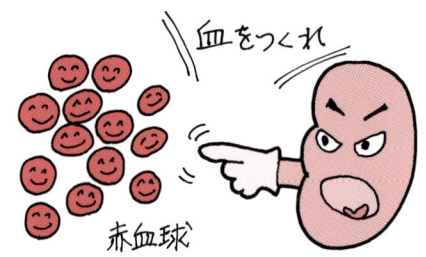

ビタミンDを元気にします。

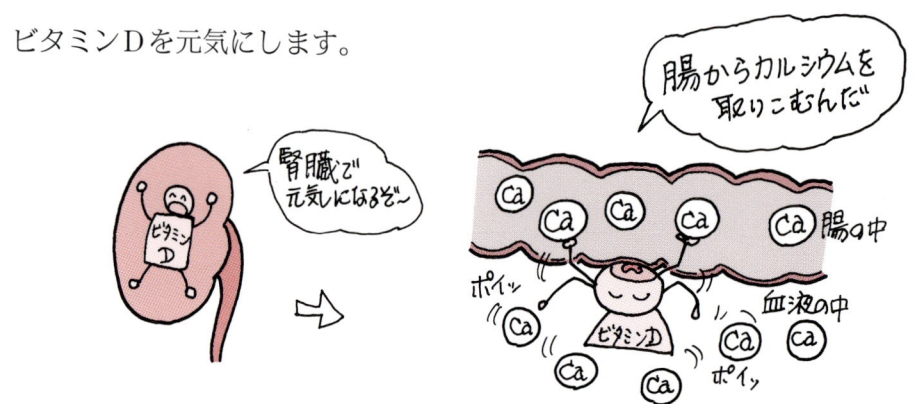

※その他，血液を弱アルカリ性に保ったり，血圧を調節するホルモンも出している。

腎不全

慢性腎不全はどんな病気？

　長い経過で，腎臓の働きが悪くなり，正常の 1/3 以下になった状態をいいます。慢性腎不全になると，腎臓は小さくなり，元に戻りません。

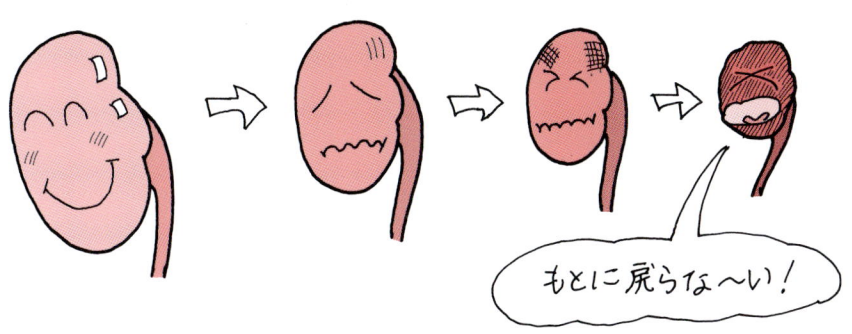

腎不全になるとどうなるの？

　腎不全では，ざるの目がつまったような状態になります。そのため，水分やいらないものがたまり，いろんな症状が出てきます。そして，生命が危険な状態になります。

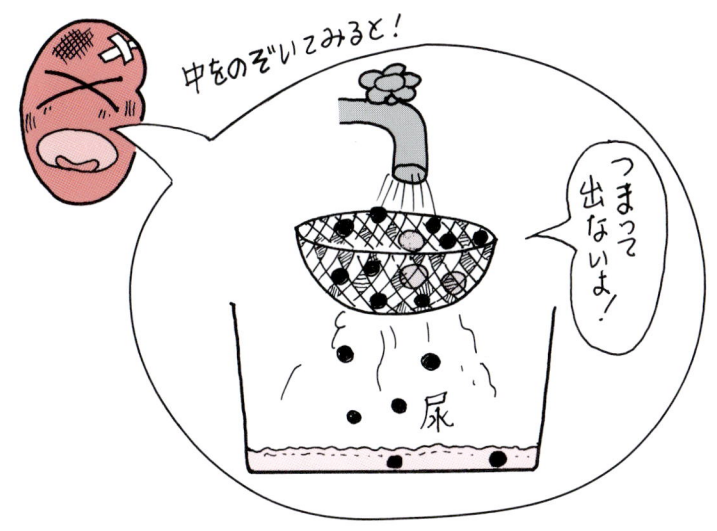

腎不全になると何がたまるの？

1. 毒素がたまる

尿素窒素やクレアチニン，その他の毒素もたまります。

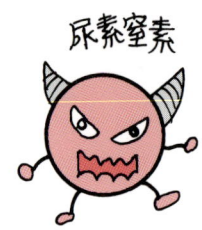
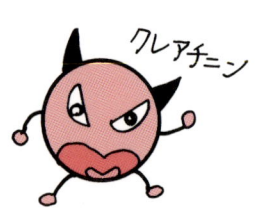

毒素がたまると，以下のような症状がでてきます。

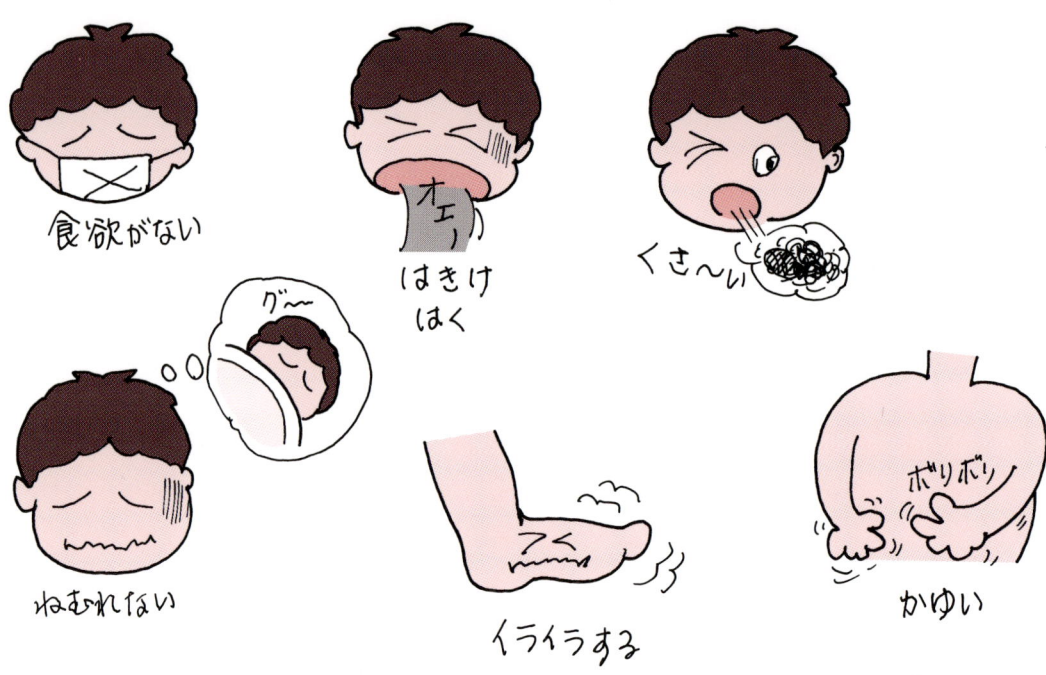

2. 水分と塩分がたまる

　尿が出なくなると，体の中に水分や塩分がたまります。水分や塩分がたまると以下のような症状がでます。

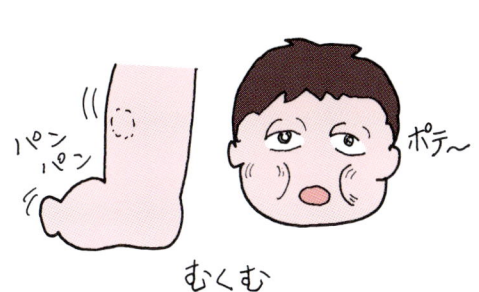
むくむ

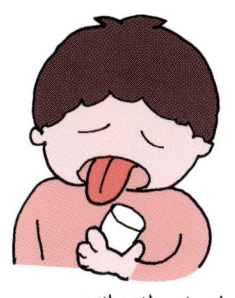
のどがかわく

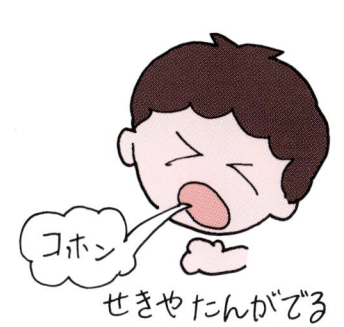
せきやたんがでる

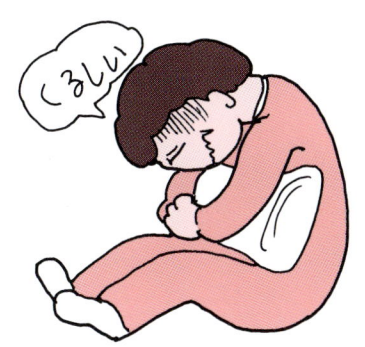
ねていられないくらい
息苦しい，胸苦しい

胸のX線写真

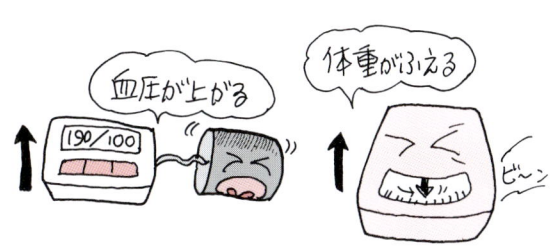

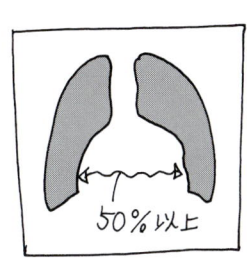

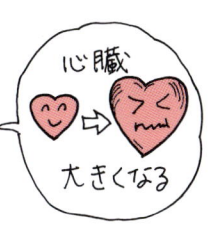

心臓が大きくなる　※心胸比 50％以上になる

胸のX線写真

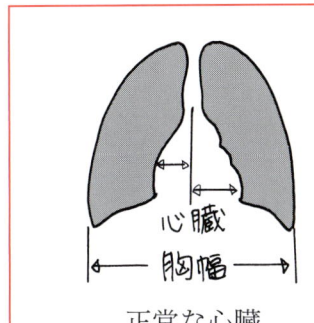
正常な心臓
の大きさ

心胸比とは
胸幅に対する心臓の大きさの割合

※心胸比の正常値は 50％未満

3. カリウムがたまる

カリウムがたまると以下のような症状がでます。

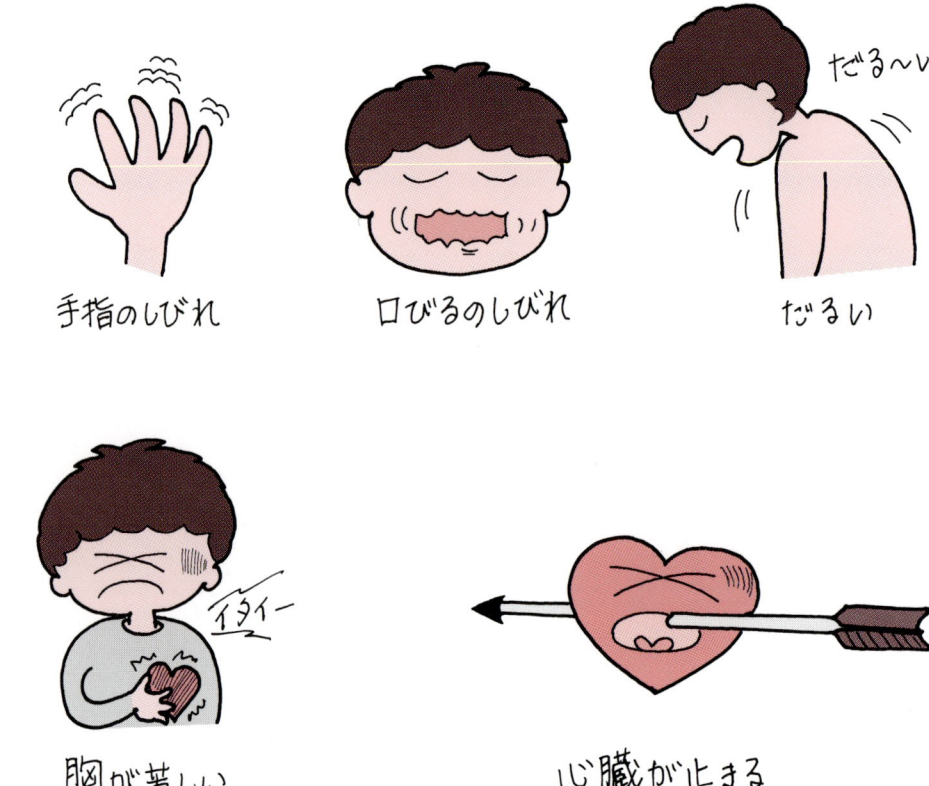

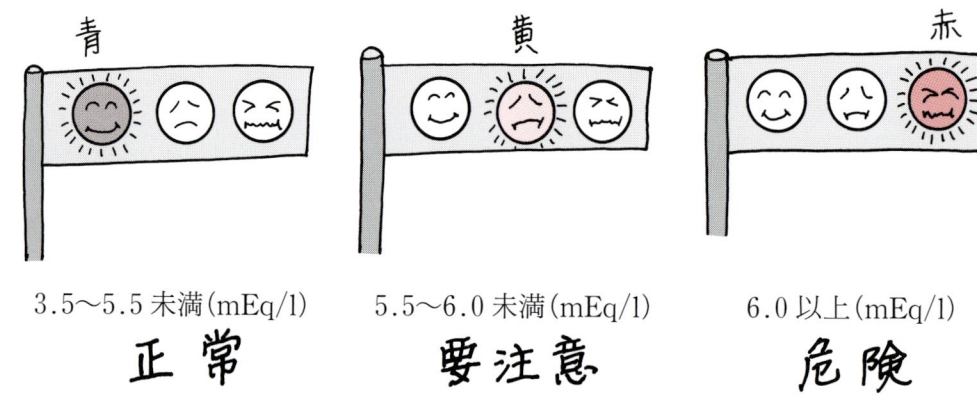

他にどんな症状がでるの？

血液(赤血球)が作りにくくなり貧血になります。

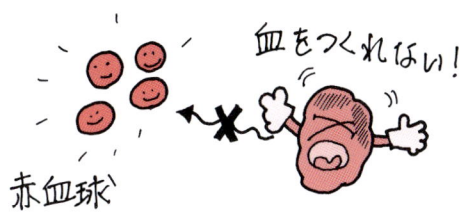

腸からカルシウムの取り込みが悪くなり，骨がとけてもろくなります。そして，骨折しやすくなります。

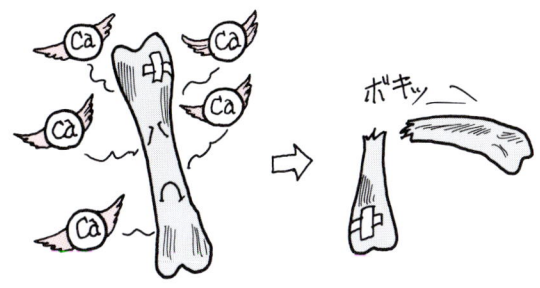

※その他，血液が酸性にかたむいたり，血圧の調節がうまくできなくなる。

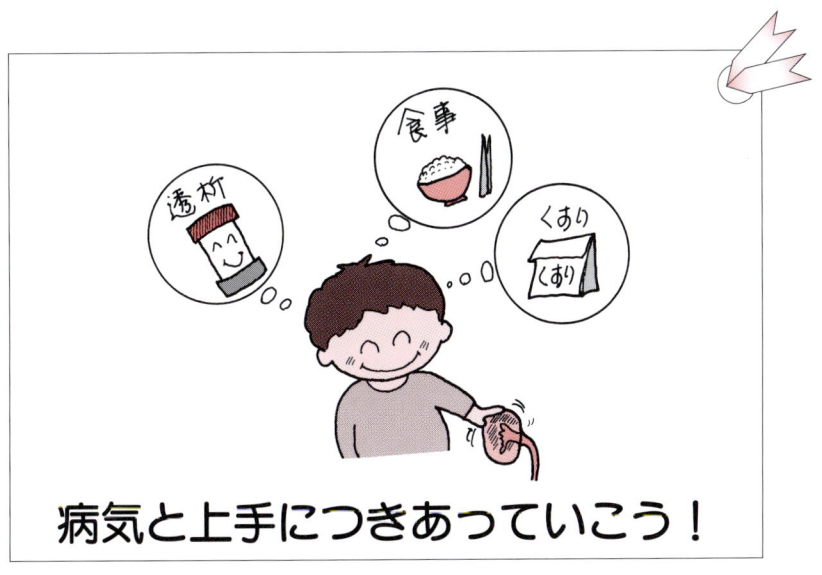

病気と上手につきあっていこう！

3 透析の働き

血液透析はどんな治療？

　血液透析は腎不全で，腎臓がほとんど働かなくなった時に行われる治療法です。血液を体の外に出し，ダイアライザー（人工腎臓）を使って，血液中の毒素や塩分・カリウム・水分を取り除き血液をきれいにします。ダイアライザーは，たとえると汚れたものをきれいにする洗濯機のようなものです。

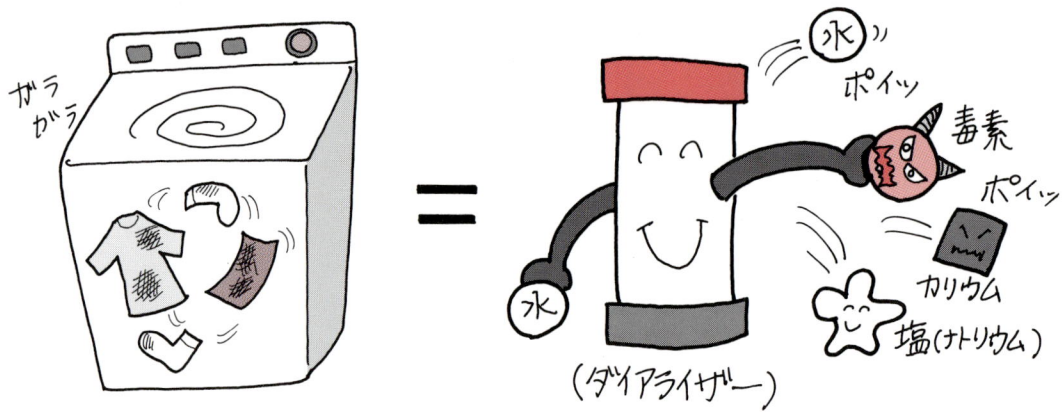

ダイアライザーはどうなっているの？

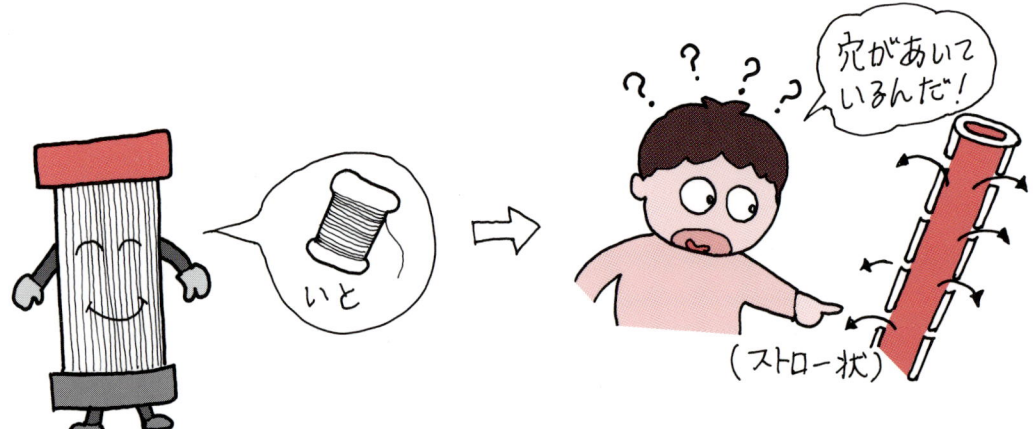

ダイアライザーの中は，糸のようなものがたくさん通っています。

1本の糸のようなものを拡大するとストロー状（透析膜）になって，表面には小さな穴があいています。

いらないものをどうやってすてるの？

　ダイアライザーの中に透析液を入れて，ダイアライザーの中のストロー状（透析膜）の表面の穴から，血液中にたまったいらないもの（毒素・塩・カリウム）はすてられます。

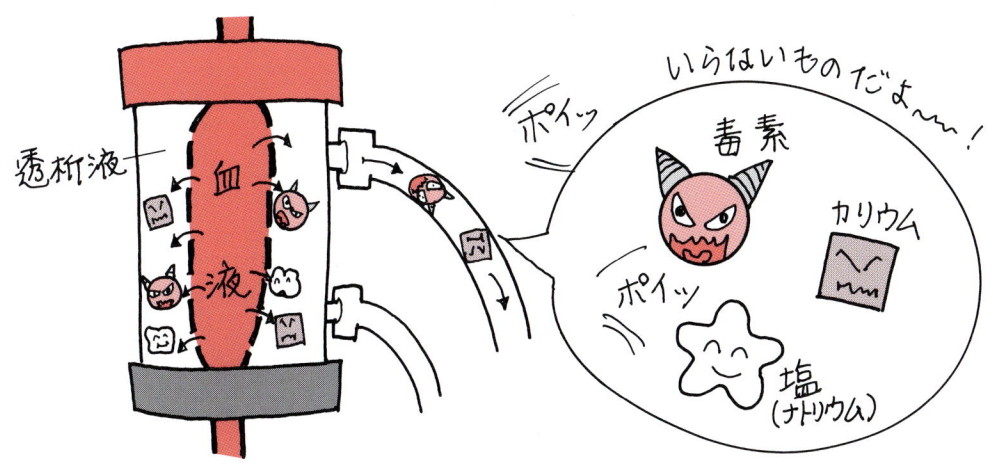

水分の取り除き方は？

水分はこんなふうに取り除きます。

　　水分は，ダイアライザーに引っぱる圧力をかけて，取り除きます。

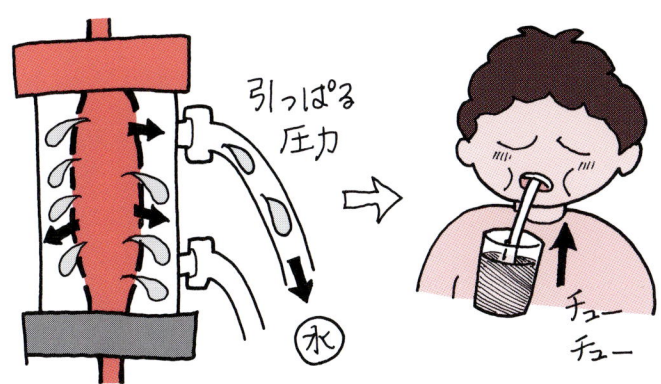

血液と透析液の流れはどうなっているの？

　血液は血液ポンプによって体の外へ取りだされます。1分間に牛乳びん1本くらいの量（200 ml〜300 ml）がダイアライザーの中の透析膜の内側を通ります。そしてきれいになって体内にもどります。また，透析液はホースからダイアライザーに流され透析膜の外側を流れ，血液をきれいにします。そして最後にいらないものはホースにすてられます。

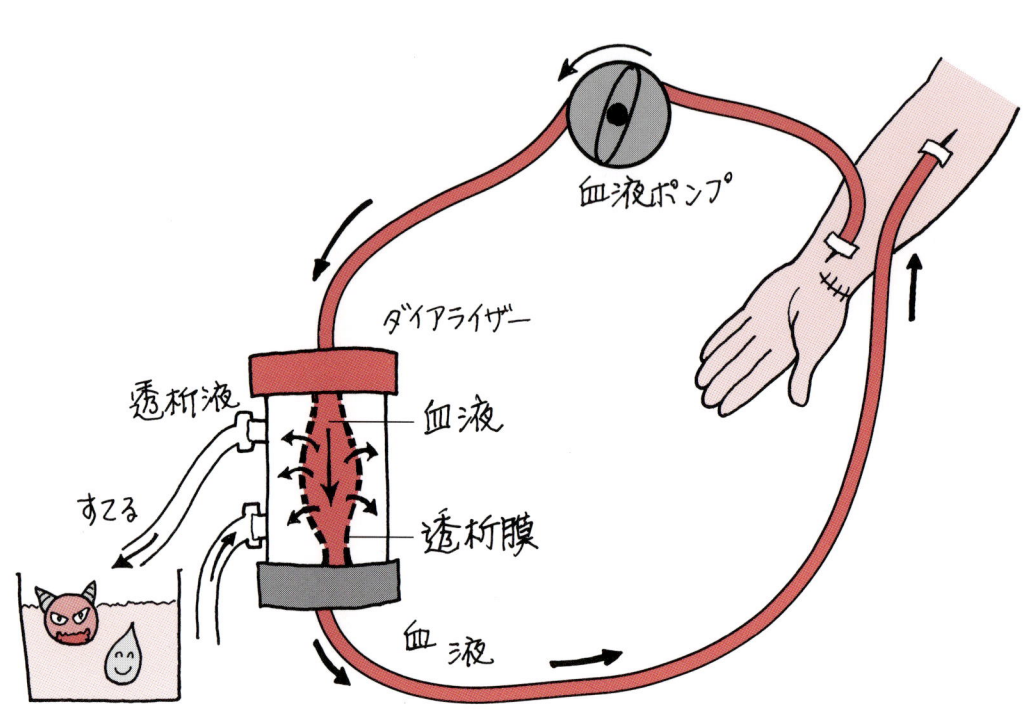

透析は十分にしよう！

血液透析は，1回4〜5時間，1週間に3回は行う必要があります。正常な腎臓は，1日24時間休まず働いているのに比べると，血液透析は不十分なので，決められた時間や回数を守りましょう。

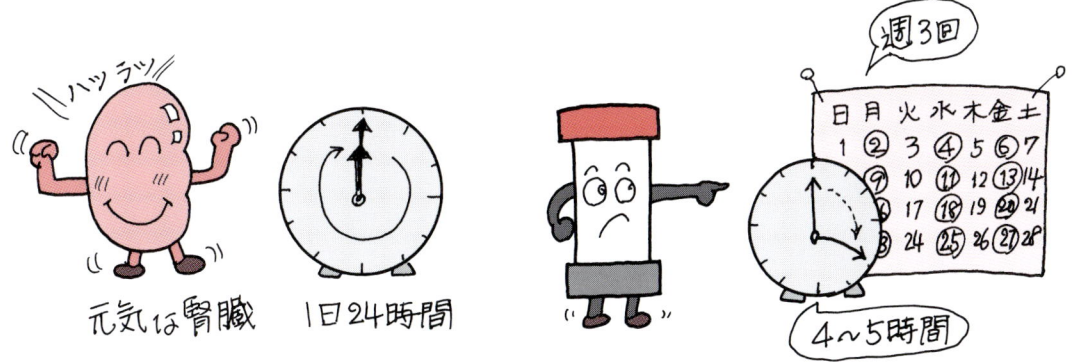

何か用事がある時はどうするの？

透析の日に何か用事がある時は，病院に連絡し医療者に相談しましょう。血液透析は中止することはできませんが，透析日を変更することはできます。

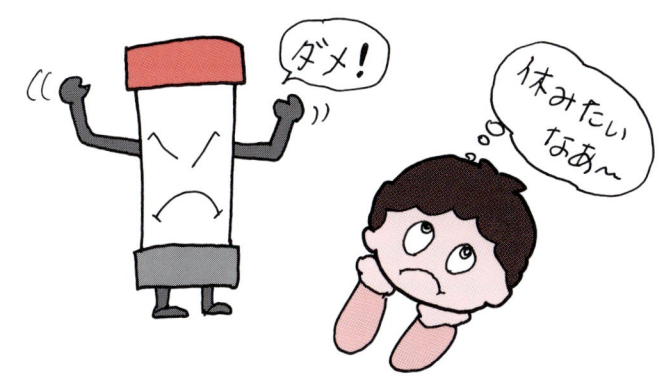

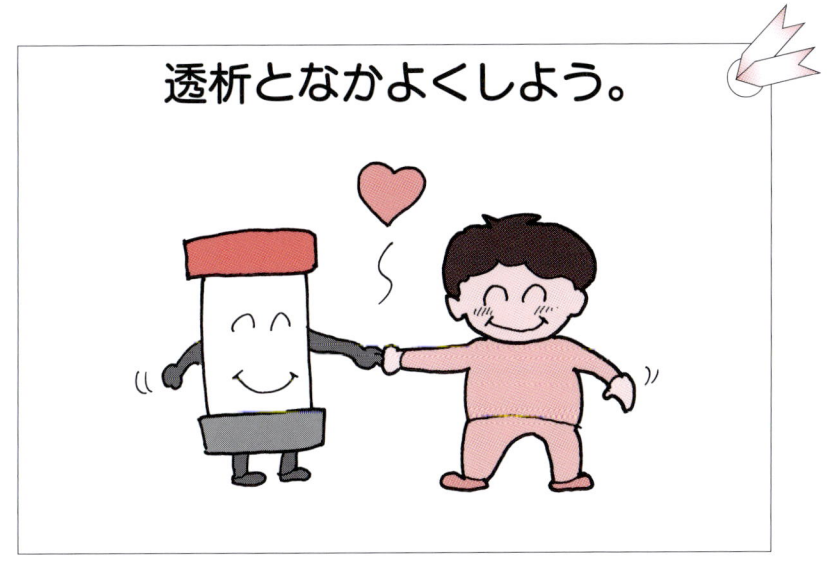

4 体重・血圧・脈拍・体温

体重測定

体重はなぜはかるの？

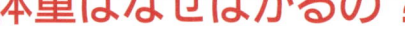

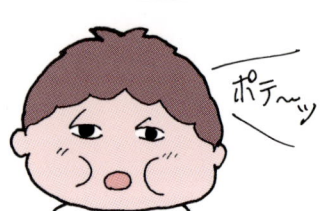
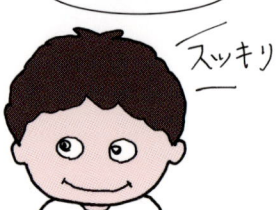
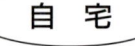

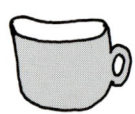
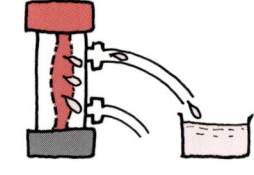
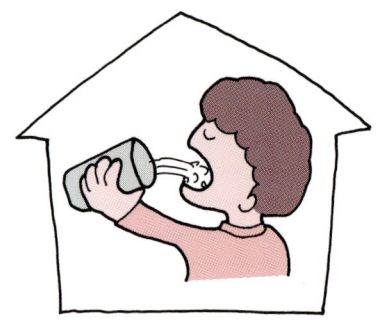

水分の増えぐあいを知る。透析で取り除く，水分量を決める。 / 透析で取り除かれた水分量を知る。 / 毎日の水分の増えぐあいを知る。

体重の測り方は？

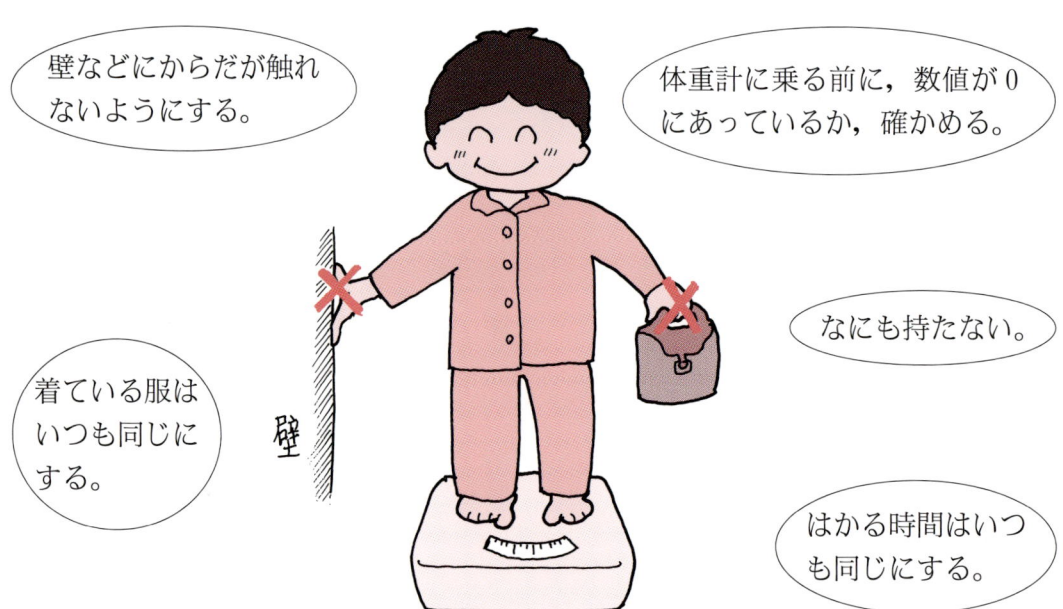

- 壁などにからだが触れないようにする。
- 体重計に乗る前に，数値が0にあっているか，確かめる。
- 着ている服はいつも同じにする。
- なにも持たない。
- はかる時間はいつも同じにする。

透析前の体重をまちがえるとどうなる？

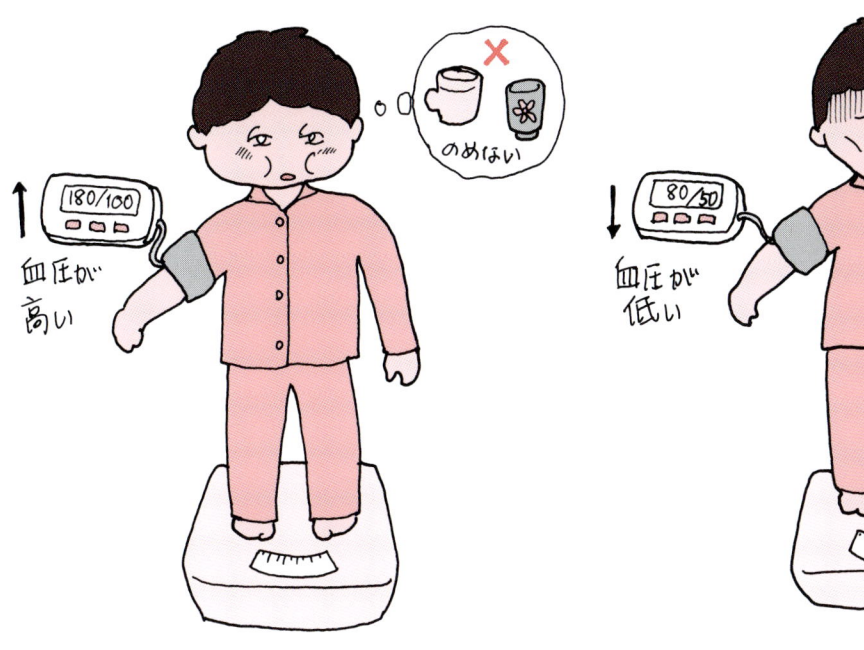

水分が残る / 水分が引きすぎる

血圧が高くなり，次の透析まで水分を控える必要がある。

血圧が低くなりフラフラし気分が，悪くなる。

＊ギプス・コルセットなど体からはずせない物がある時は，看護師に知らせる。
＊数値が見えにくい人は，看護師に知らせる。

血圧・脈拍測定

血圧・脈拍はなぜ測るの？

血圧や脈拍を測ることで心臓や血管の状態を知ることができます。

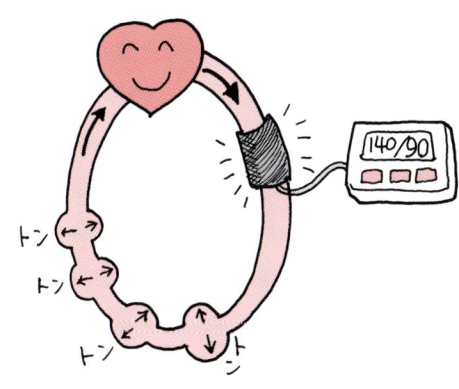

血圧の正常・異常値は？

	正常	低血圧	高血圧
	130/80	90/40	160/95
上の血圧（最高血圧）	120 未満	100 以下	140 以上
下の血圧（最低血圧）	80 未満		90 以上

＊正常と高血圧の間は，正常高値血圧（上の血圧 120〜129，下の血圧 80 未満）
　高値血圧（上の血圧 130〜139，下の血圧 80〜89 未満）とよばれる。

(mmHg)

血圧の測り方は？

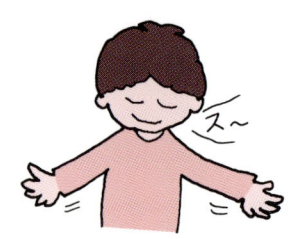

1．深呼吸する。からだの体位はいつも同じにする。一般には座る。

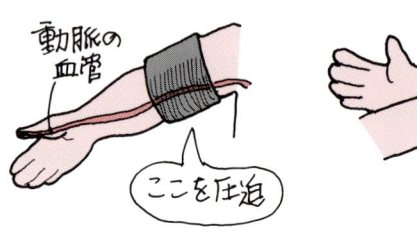
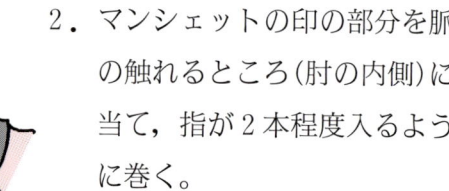

2．マンシェットの印の部分を脈の触れるところ（肘の内側）に当て，指が2本程度入るように巻く。

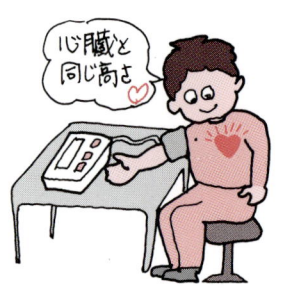

3．マンシェットの位置を心臓と同じ高さにする。

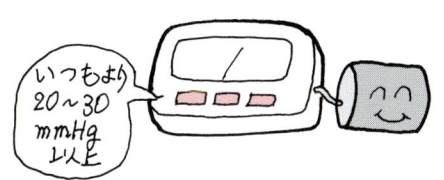

4．いつもの自分の血圧より20〜30 mmHg以上に加圧設定をする。

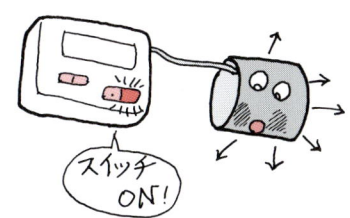

5．マンシェットに空気を送るためのスイッチを押す。

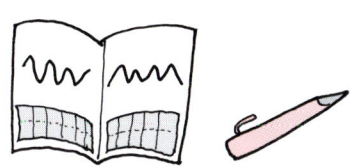

6．血圧の値を読んで記録する。1回目の値は高めに出やすいため、2回測定する。

血圧測定の注意は？

1．シャントのある腕では測らない。
2．はかる方の腕を衣服でしめつけない。
3．マンシェットを長い間，しめつけておかない。
4．測定する時間を決めておき1日1回は測定する。
5．いつもの自分の血圧を知っておき，いつもに比べて高い時，低い時は看護師に知らせる。

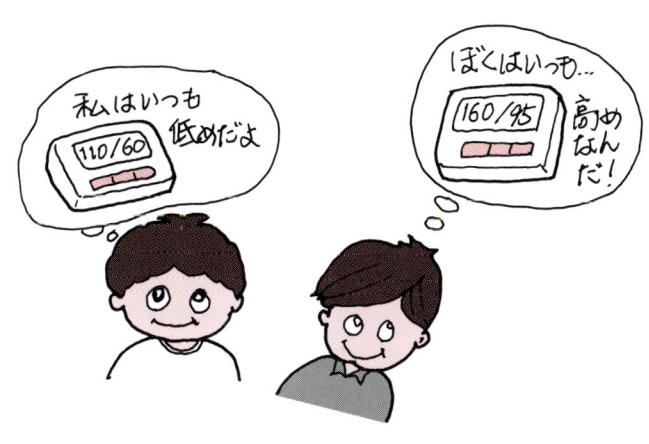

脈拍の測り方は？

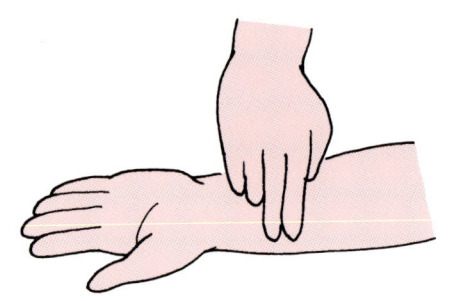

人さし指・中指・薬指の3本の指を血管にそって立てるようにあてる。
1分間の脈の数をかぞえる。

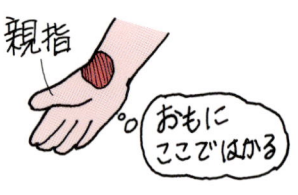 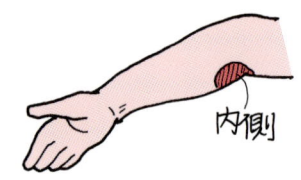 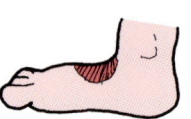

＊脈拍は電子血圧計の場合，自動的に測定できる。

脈拍の正常，異常値は？

正　常	脈が少ない	脈が多い	脈が乱れる
60〜80回	60回以下	100回以上	
ドクドクドクドク	ドクドクドク	ドクドクドクドク・・・	ドクドクドク／ドクドクドク・・

（1分間）

体温測定

わきの下での測り方（電子体温計）は？

1．わきの汗は拭きとる。
2．わきの一番奥に，体温計の先端をはさむ。
3．指定された測定時間を守る。
4．体温計の数値を読む。

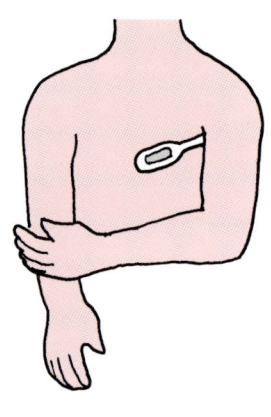

体温の正常値は？

正　　常	発　　熱
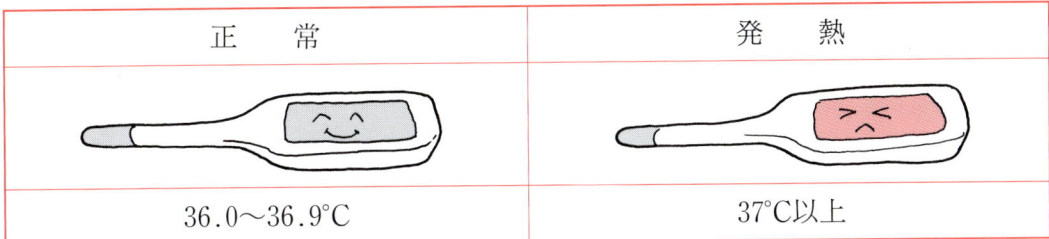	
36.0〜36.9℃	37℃以上

体温測定の注意は？

1．わきを密着させて測る。
2．体温が37℃以上ある時は看護師に知らせる。
3．かぜの症状や熱があると感じる時は，体温測定する。

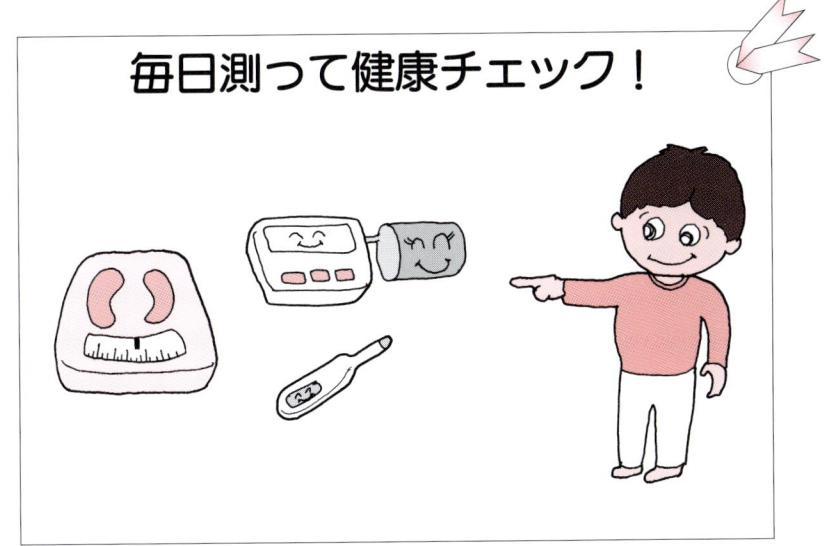

5 透析中の注意

血圧下降

血圧が下がったらどうなるの？

いつもとちがう症状が出た時は，がまんしないで早めに看護師に知らせましょう。

●血圧が下がった時の症状

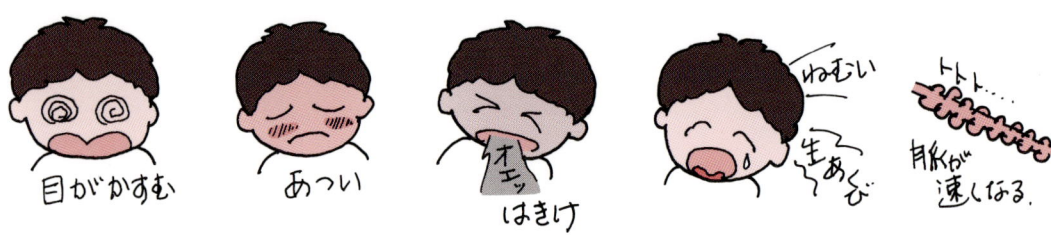

●ひどくなった時の症状

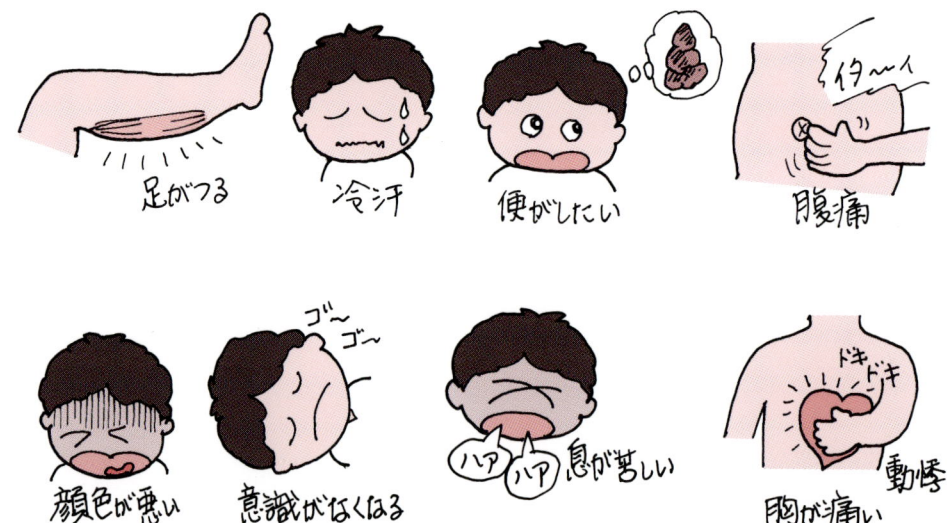

血圧が下がったらどうするの？

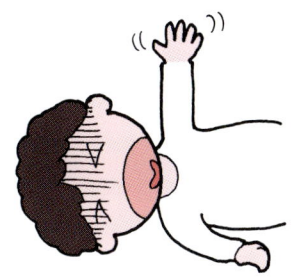
看護師を呼ぶ

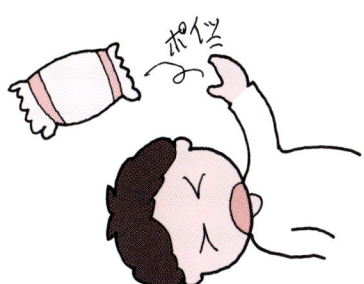
枕をはずし頭を低くする

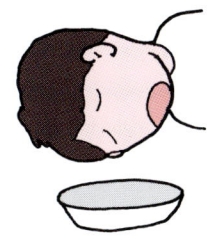
顔を横に向ける（はきそうな場合）

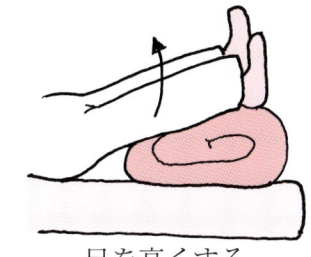
足を高くする

血圧を下げないようにするには？

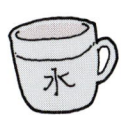 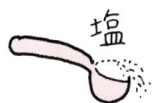
水分と塩分を控え，体重を増やしすぎない

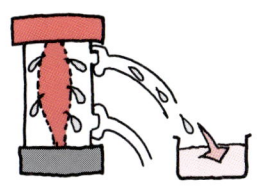
透析中に無理に水を引かない

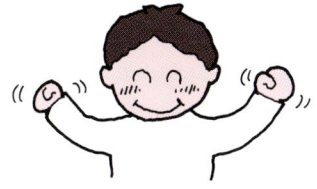
体調を整える

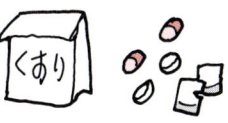
血圧の薬の飲み方に注意する

血圧上昇

透析が終わって30分以上休んでも血圧が180 mmHg以上ある時は看護師に知らせましょう。

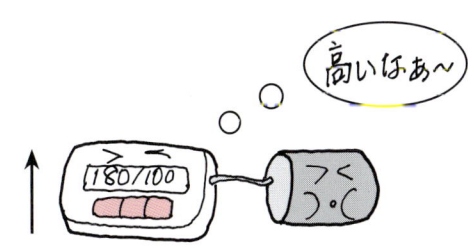

出血傾向

透析の前に以下のような出血傾向がある場合には看護師に知らせましょう。

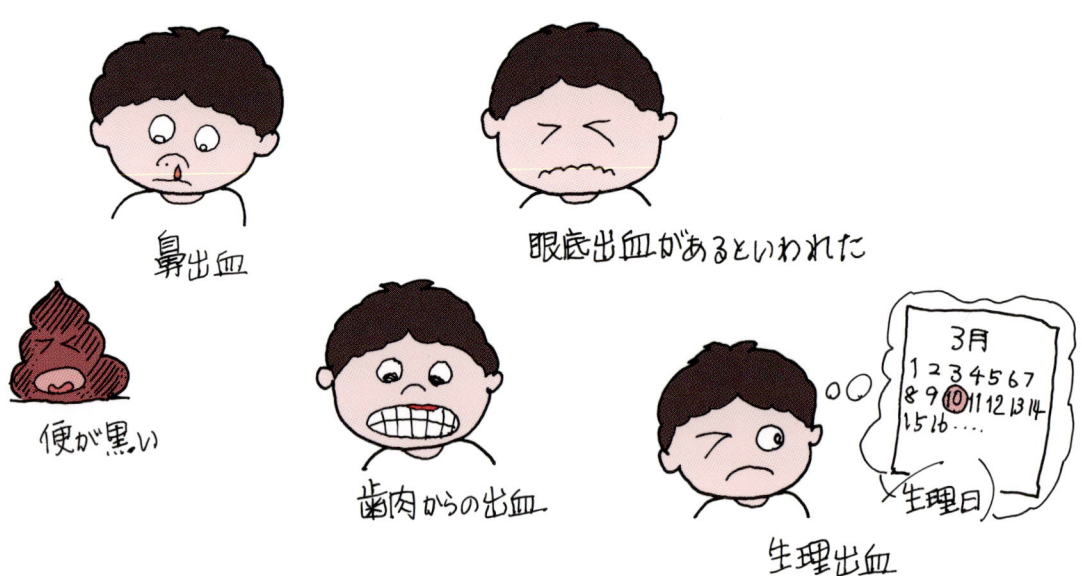

急性肝炎

血液が汚染されるとどうなる？

血液を介してウイルスが体内に入り，B型・C型の肝炎になるため注意しましょう。

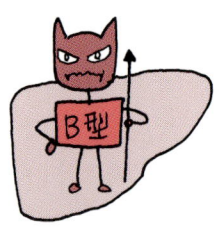
B型肝炎

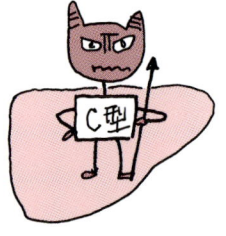
C型肝炎

感染を防ぐには？

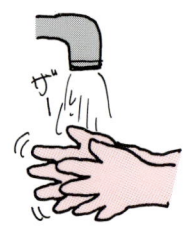
手洗いを十分にする

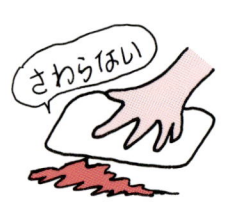
他の人の血液はさわらない

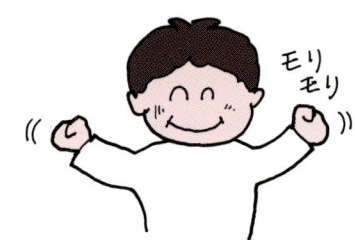
抵抗力をつける

B型・C型肝炎の人が気をつけることは？

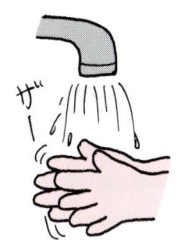
手洗いを十分にする

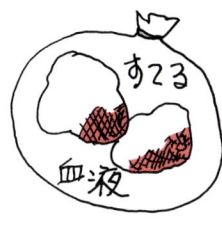
自分の血液が他の人に触れないようにする

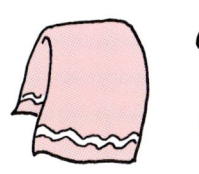
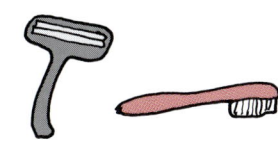
日用品は専用の物を使用する

針・回路からの出血

針・回路からの出血をみつけたら？

以下のような針や回路からの出血をみつけた時は，すぐに看護師を呼びましょう。

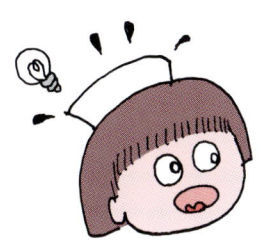
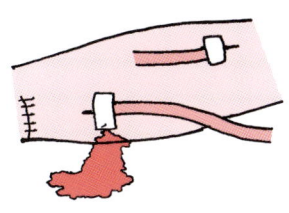
針穴からの出血
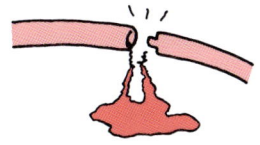
針と回路の接続部がはずれた

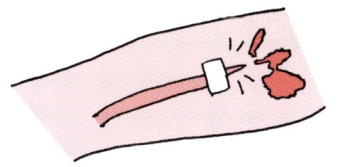
針がぬけた
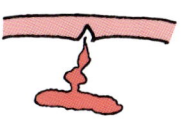
回路がやぶれた

針・回路からの出血をしないためには？

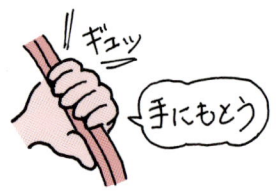

体を動かす時には血液回路を
ひっぱらないように手に持つ

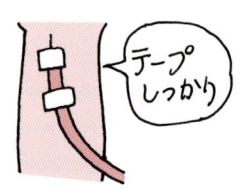

針や回路の固定をしっかりと
する

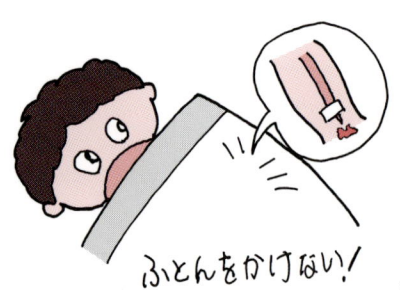

シャント側の腕は
観察しやすくする

空気誤入

空気をみつけたら？

　空気が血液回路内に入ると以下のような状態になります。空気を見つけたらすぐに看護師を呼びましょう。

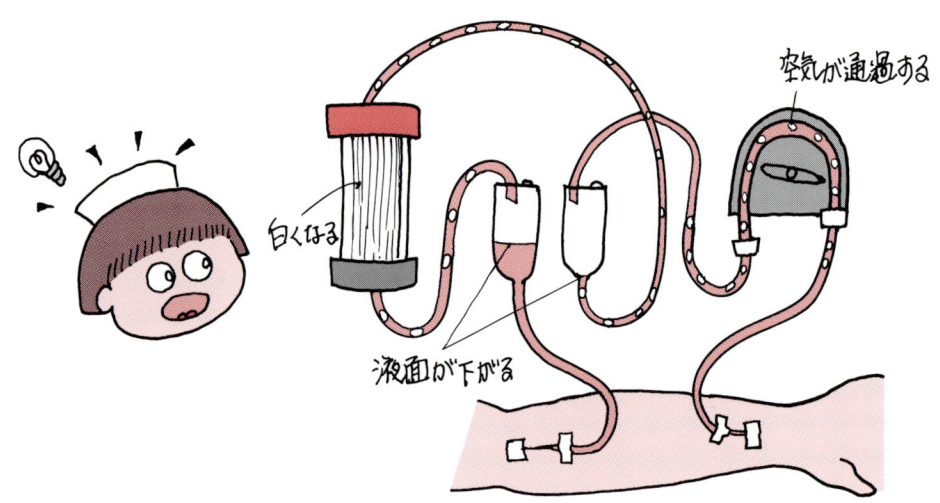

　空気が体内に入らないように，透析の機械には安全装置がついています。もし，まちがって体内に空気が入ってしまうと咳がでたり，意識状態が悪くなります。

体内に空気が入ったらどうするの？

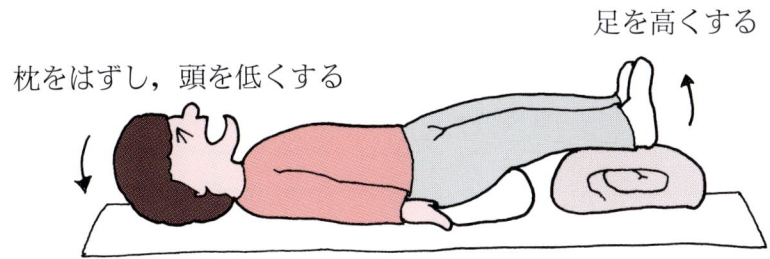

＊体内に空気が入った場合には，頭を低くし，左側を下にして横になります。たとえ症状が軽くても入院が必要なことがあります。

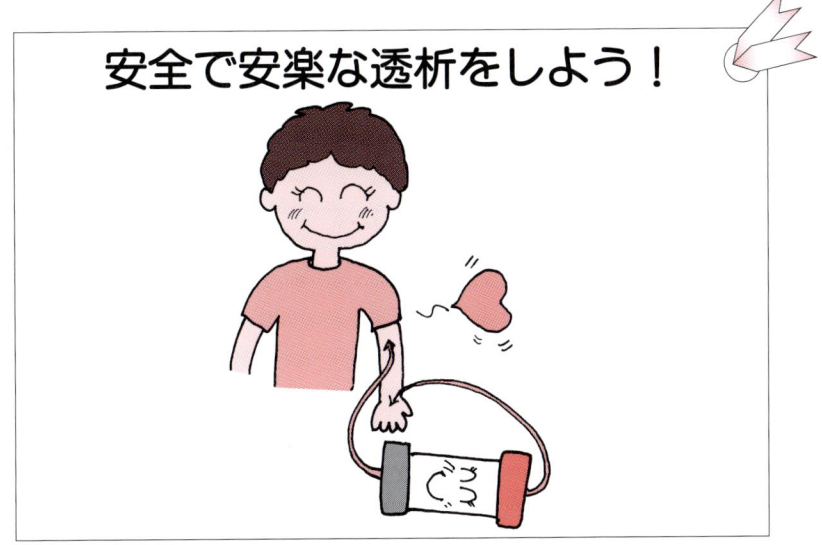

6 シャント

シャントとは

シャントってなに？

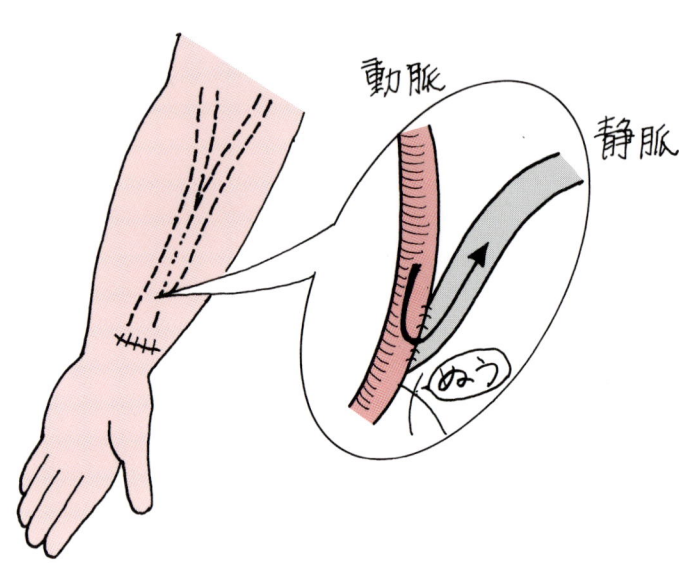

動脈と静脈の血管を直接つなぎ合わせたものをシャント（内シャント）といいます。

シャントはどうなっているの？

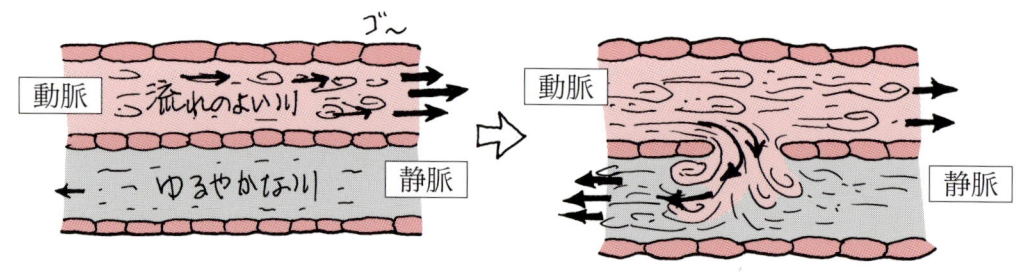

　流れのはやい川（動脈の血管）とゆるやかな川（静脈の血管）の両方の境をつなぐといきおいよく流れます。そのため，ザーザーという音が聞こえます。（シャント音）

シャントがなぜ必要なの？

　体の中にたまった毒素や水分を十分に取り除くためには，血液が1分間に200〜300 ml ダイアライザーを流れる必要があります。

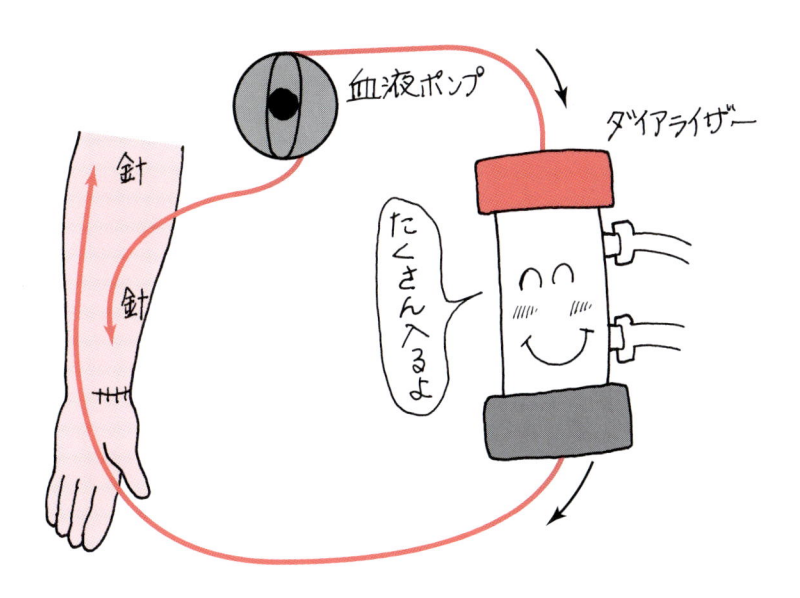

他にどんなシャントがあるの？

　シャントを作るのが難しい人は人工血管を移植したり，留置カテーテル法などがあります。

人工血管

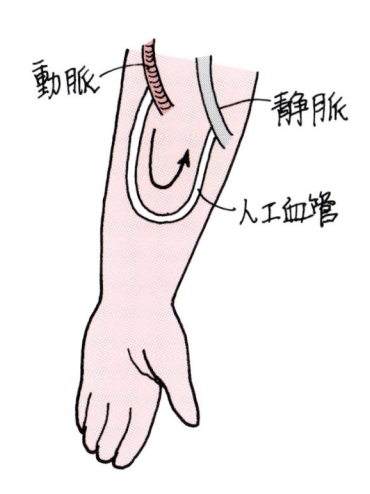

シャントのつまり

つまらないようにするには？

1. 血流をたしかめる

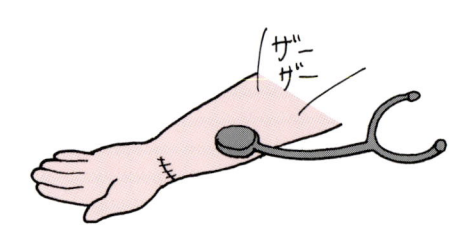

手術のきずあとから血管にそって聴診器でシャントの音を聞く。

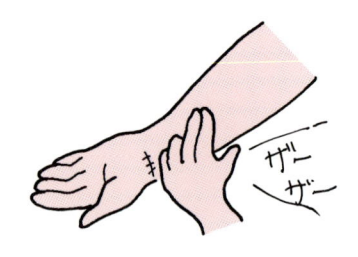

指を血管にそって当て、拍動をふれる。

2. シャントの腕を圧迫しない

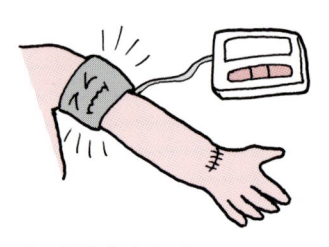

血圧測定をしない

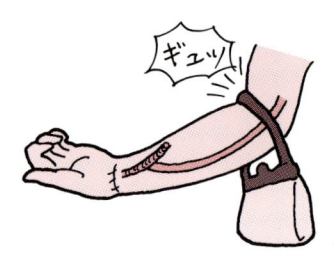

重いものをぶらさげない

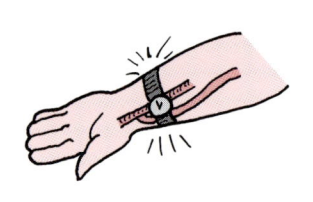

シャントの腕に腕時計をしない

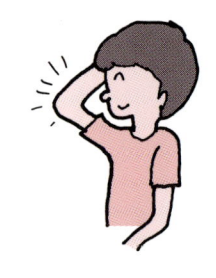

手枕はしない

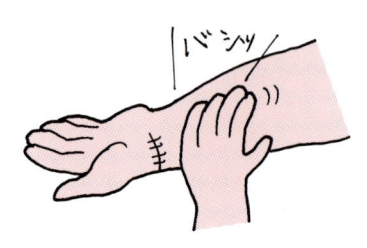

たたいたり、重いものをのせない

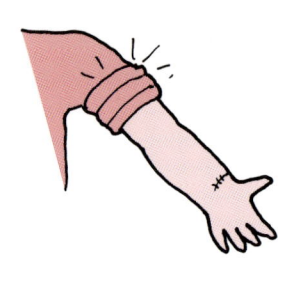

腕をしめつけるような服は着ない

3. シャントの腕の運動をする

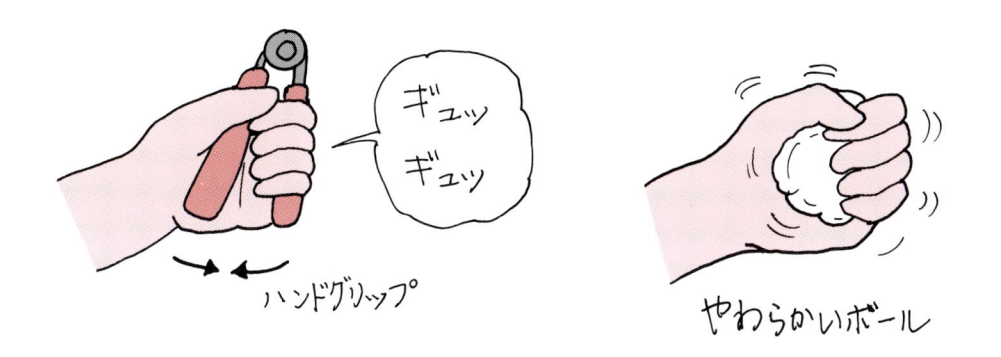

つまるとどうなるの？

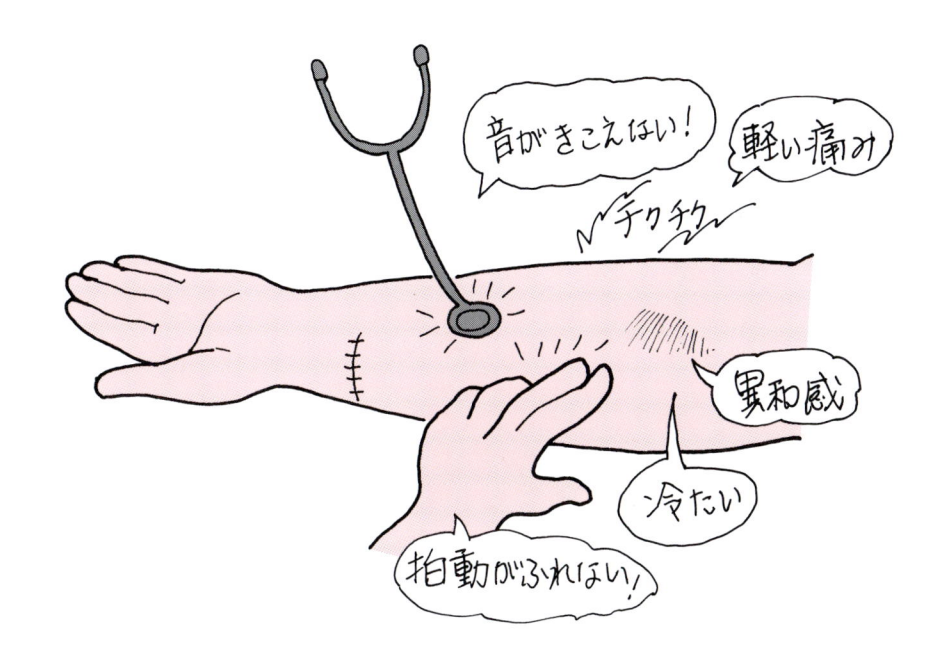

つまったらどうするの？

　病院に連絡し血管を広げたり，血液のかたまりを取り除いたり，手術をします。

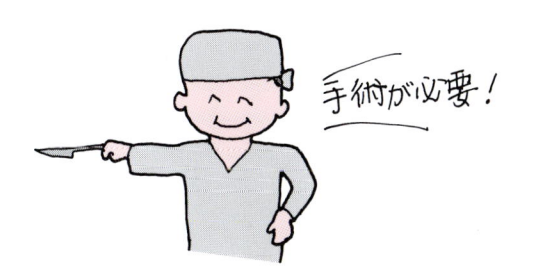

シャントの感染

感染しないためには？

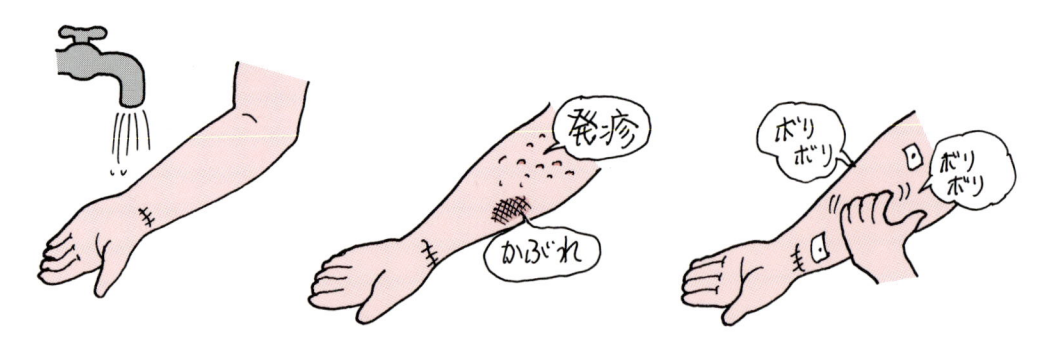

手洗いは十分にする　　　発疹・かぶれは早めに処置をする　　　かき傷を作らない

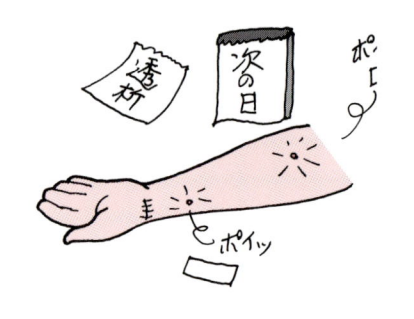

針穴の当てガーゼは針穴がふさがる
次の日までつけておく

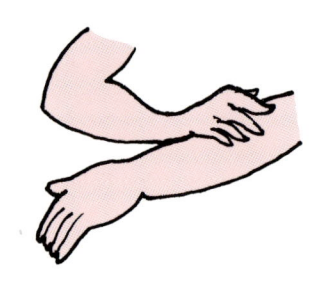

いつも保湿に心がけましょう

感染するとどうなるの？

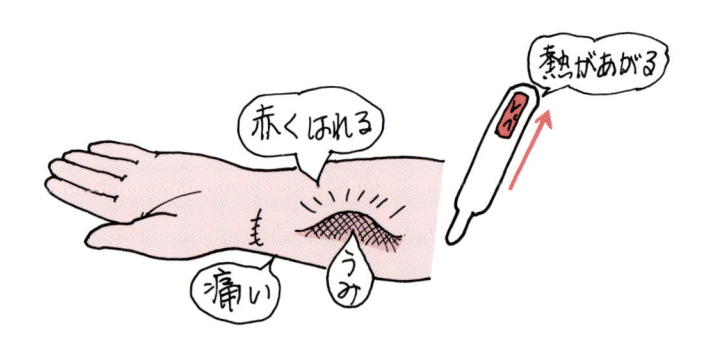

感染したらどうするの？

　病院に連絡して受診し，感染のひどい時はお風呂に入らないようにしましょう。

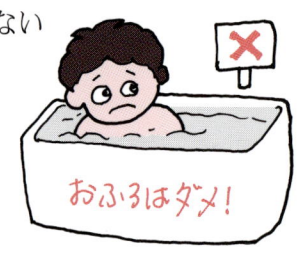

おふろはダメ！

シャントの出血

出血させないためには？

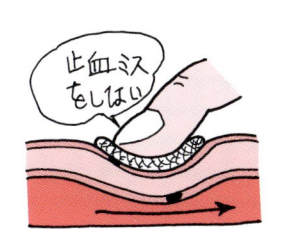

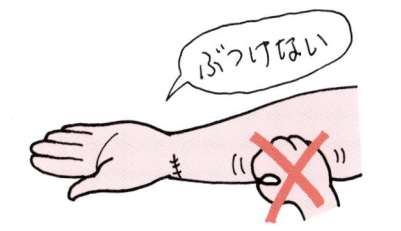

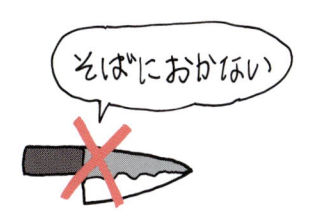

止血ミスをしない　　強く打たない　　先端のするどい刃物のようなものは置かない

出血したらどうするの？

1. 内出血をした場合

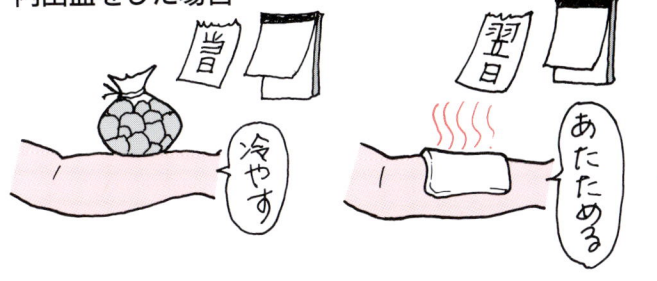

当日は冷やす　　翌日はあたためる　　吻合部を圧迫する

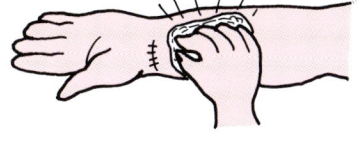

※強く打って大きくはれた場合は，はれた部分を圧迫し，病院を受診する。

2. 外出血をした場合

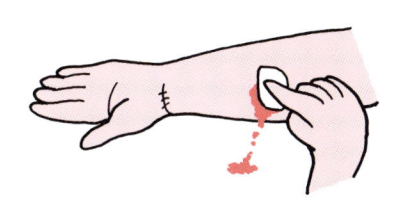

傷口を圧迫して，止血する

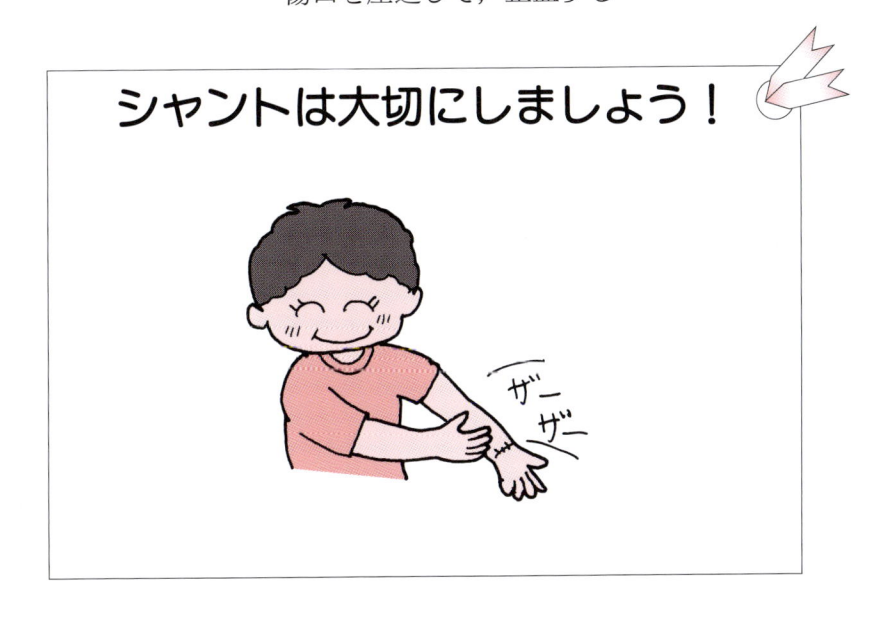

シャントは大切にしましょう！

7 食生活—1日の必要量とバランス

透析食の考え方

　透析療法は正常な腎臓の働きのすべてを代行できるものではありません。そこで，食事の量やバランスを調整していくこと（食事療法）が必要となります。

　透析療法を無理なく，長期間良好に続けていくためのポイントは，自分の身体状況にみあった栄養摂取を続けることです。

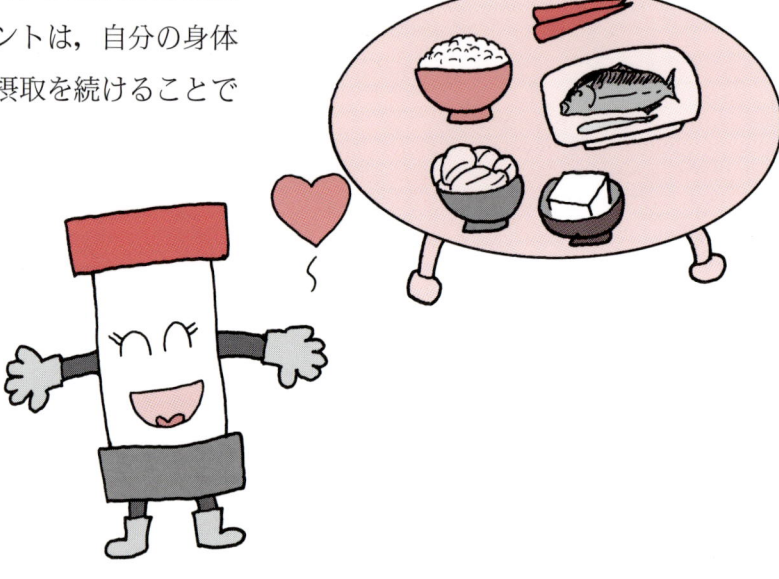

食事療法のポイントは？

1. バランスの良い食事をする
2. 熱量を適切にとる
3. たんぱく質を必要量とる（とりすぎない）
4. 水分を控える
5. 塩分は8g以内にする
6. カリウムをとりすぎない
7. リンをとりすぎない

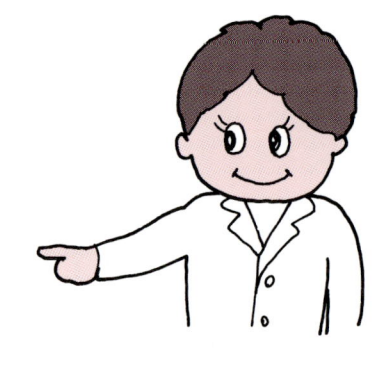

1日に必要な栄養量は？

栄養素	必 要 量			
水　　分	食事中で 800〜1100 ml			
塩　　分	5〜8 g			
カリウム	1500〜2000 mg			
熱　　量	35 kcal/kg	1400 kcal	1750 kcal	2100 kcal
たんぱく質	1.1 g/kg	45 g	55 g	65 g
脂　　質	熱量 20〜30%	31〜47 g	39〜58 g	47〜70 g
糖　　質	熱量 50〜60%	175〜210 g	220〜260 g	260〜315 g
リ　　ン	700〜850 mg	700 mg	800 mg	850 mg

（体重 40 kg / 50 kg / 60 kg）

※糖尿病のある人は熱量が違います
※体重は標準体重で示しています

どれだけ食べればいいの？

《体重 50 kg の人の場合》

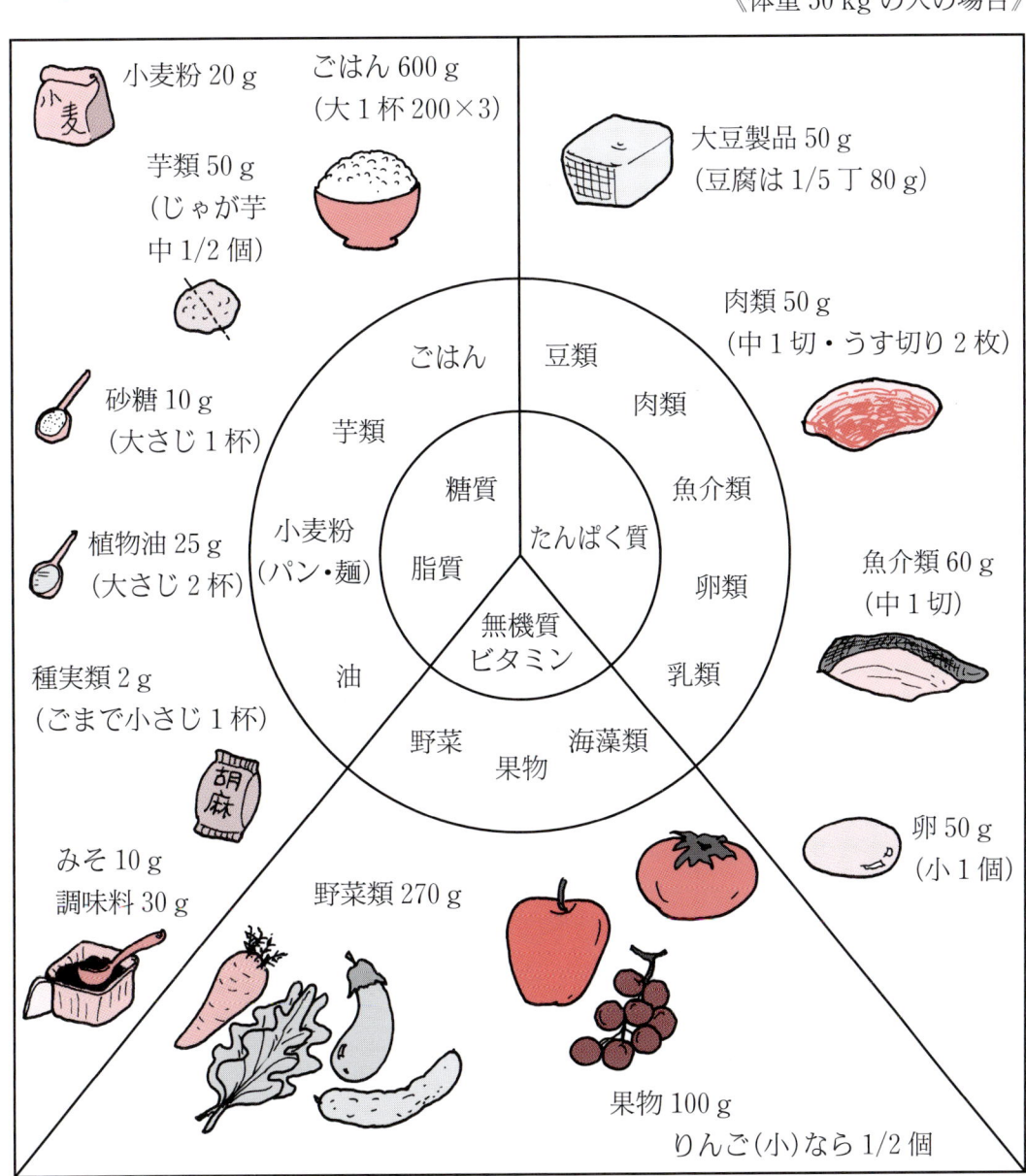

- 小麦粉 20 g
- ごはん 600 g（大1杯 200×3）
- 芋類 50 g（じゃが芋 中 1/2 個）
- 大豆製品 50 g（豆腐は 1/5 丁 80 g）
- 肉類 50 g（中1切・うす切り2枚）
- 砂糖 10 g（大さじ1杯）
- 植物油 25 g（大さじ2杯）
- 魚介類 60 g（中1切）
- 種実類 2 g（ごまで小さじ1杯）
- みそ 10 g
- 調味料 30 g
- 野菜類 270 g
- 卵 50 g（小1個）
- 果物 100 g りんご（小）なら 1/2 個

内側の円：糖質／たんぱく質／無機質ビタミン／脂質／油

中間：ごはん・芋類・小麦粉（パン・麺）／豆類・肉類・魚介類・卵類・乳類／野菜・果物・海藻類

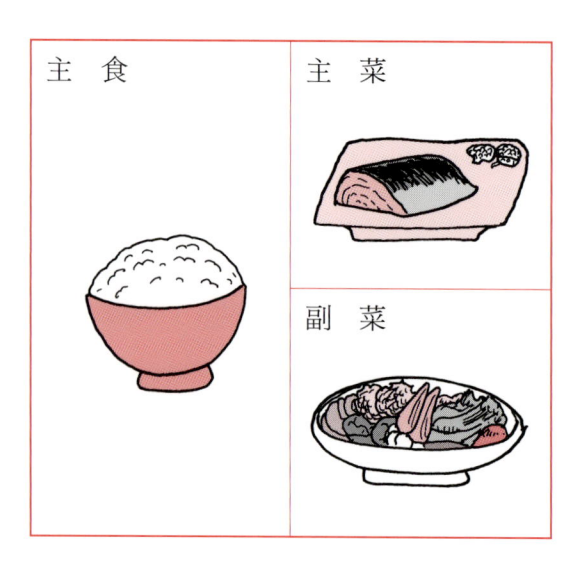

栄養バランスの整え方

バランスのよい食事とは？

　食事療法の基本は栄養素のバランスを整えることです。たんぱく質・脂質・糖質を適切な割合でとり，ビタミン・ミネラル・食物繊維なども不足しないようにします。

主食	主菜
	副菜

栄養バランスの整え方
1. 主食はエネルギーの50％以上を目標にする
2. 主食・主菜・副菜の組み合わせをする
3. 主菜はたんぱく質を多く含む食品にする
4. 副菜は野菜料理にする

バランスの良い食事のポイントは？

1. 偏食をしない
2. 1日3回，規則正しく食べる
3. 1日30種類以上の食品をとる
4. ある食品が身体に良いからといってそればかり食べない
5. 毎日，同じ食品ばかりを食べない
6. 1日の必要食品量を覚える

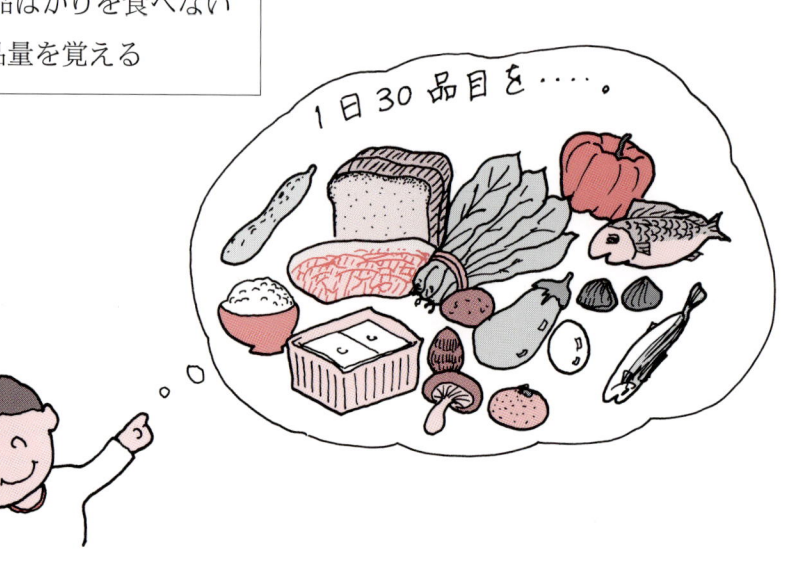

1日30品目を……。

熱量のとり方は？

熱量が不足すると食欲不振，抵抗力の低下，体力低下などがあらわれ，多すぎると高脂血症・動脈硬化などを引き起こします。そこで，動く量（消費熱量）にみあった熱量をとることが大切です。

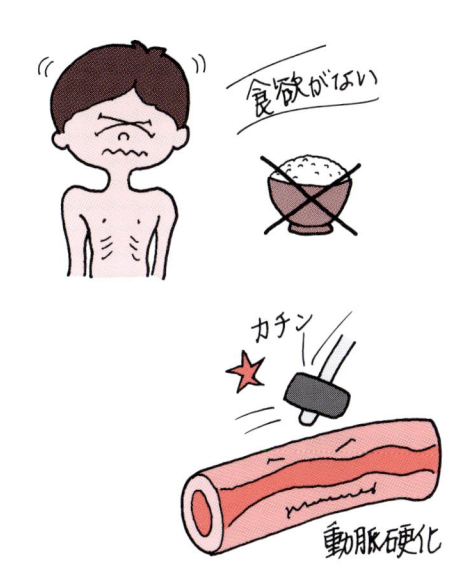

熱量のとり方のポイントは？

熱量の60％くらいは糖質でとる

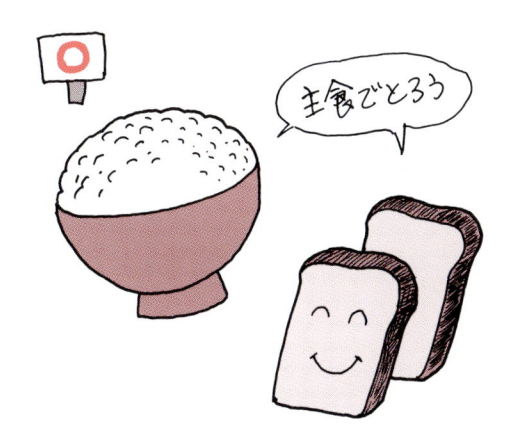

糖分を多く含む食品をとりすぎない。しかし，主食がとれないときは補給する。

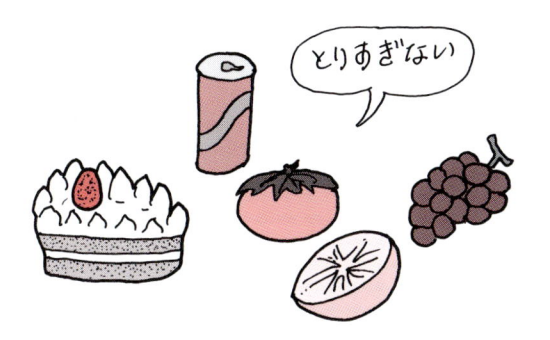

脂肪は熱量の20〜30％を目安とする。

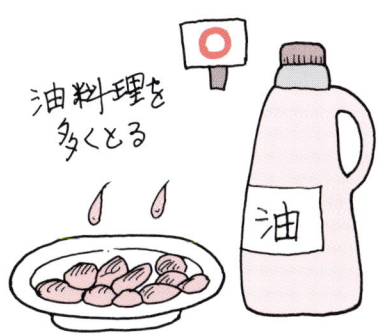

魚介類の割合を多くし，動物性脂肪のとり過ぎをしない。

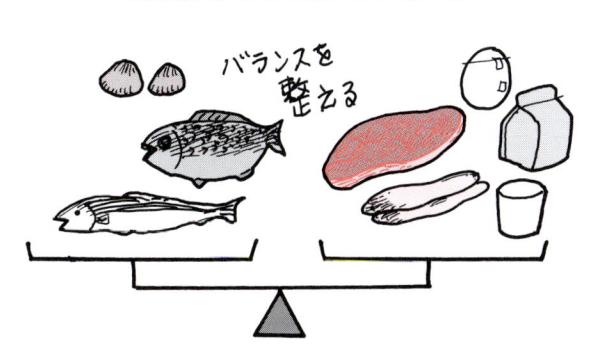

たんぱく質のとり方は？

たんぱく質が不足すると，貧血やむくみ，抵抗力が低下します。しかし，多すぎると高脂血症・動脈硬化，骨がもろくなるなどの合併症の原因になります。適切な範囲でとることが大切です。

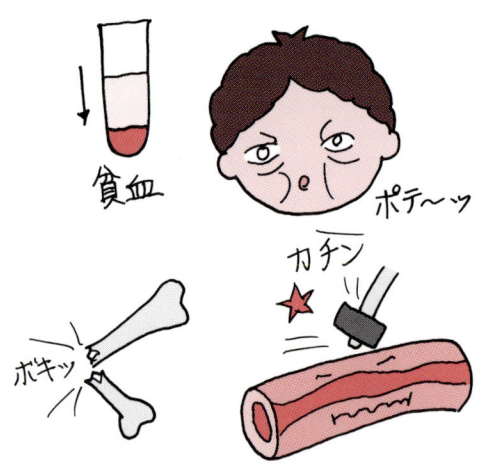

たんぱく質のとり方のポイントは？

主菜にたんぱく質を多く含む食品を使う

いろいろな種類のたんぱく質の食品をとる

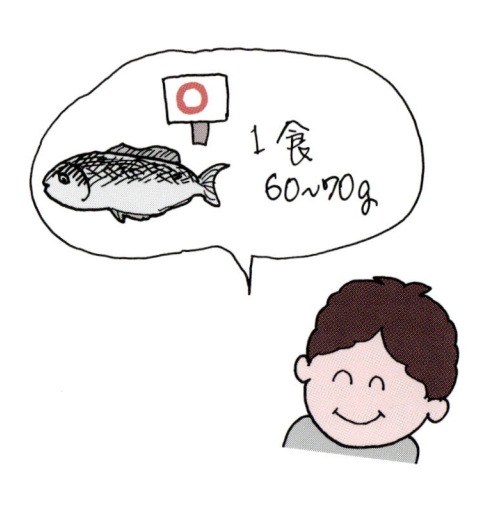

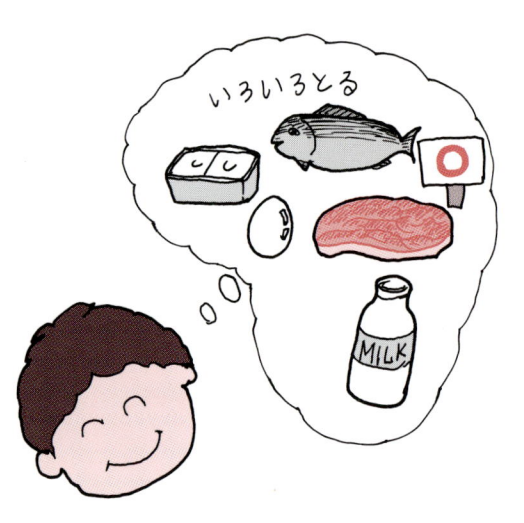

副食（おかず）でたんぱく質の食品がとれない時は，乳製品を補給する

1食でたんぱく質を多く含む食品を重ねてとらない

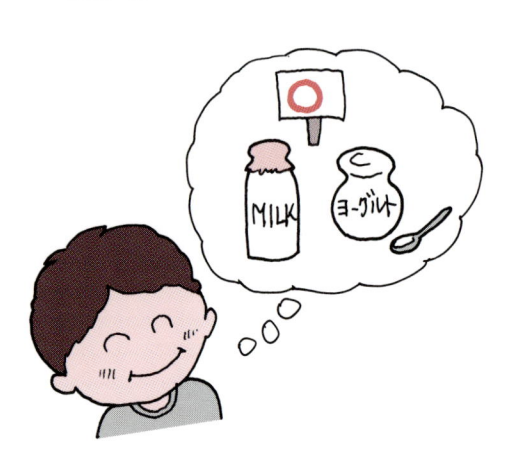

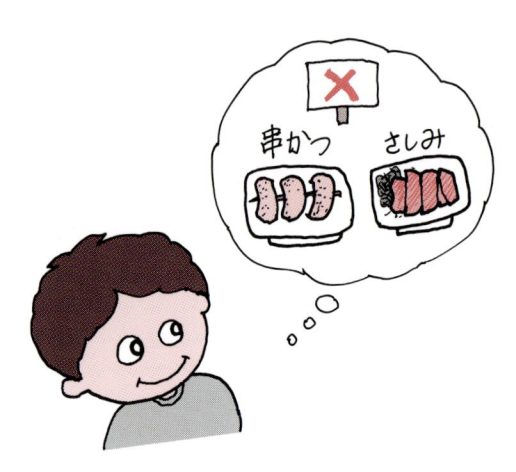

8 食生活—水分のとり方

なぜ水分制限が必要なの？

腎不全では尿が出ないため，水分は体にたまっていきます。すると，血管内に水分が多くなり，心臓や血管に負担がかかります。水分をとりすぎると，体重が増加し，むくみや高血圧となりますのでとりすぎないようにしましょう。
（水分のとりすぎの症状 15 ページ参照）

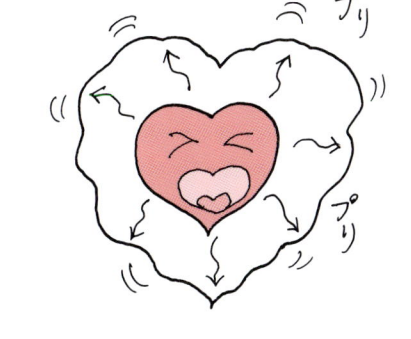

適正体重とは？

生活する上で，いろいろな症状もなく，体調が良いと感じられる体重です。余分な水分がたまっていない状態をいい，血圧，心胸比，体重などを総合的に判断して決定します。

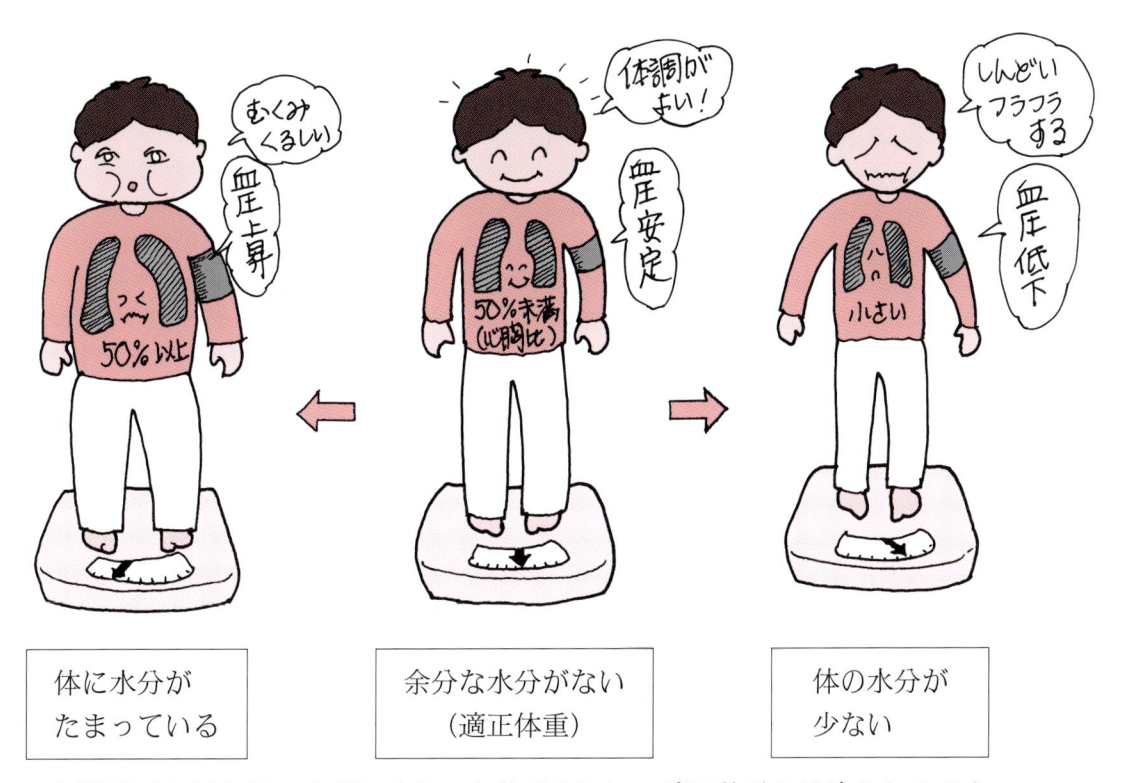

| 体に水分がたまっている | 余分な水分がない（適正体重） | 体の水分が少ない |

※標準体重とは年齢・身長にみあった体重をいい，適正体重とは違うものです。

体重増加量の目安は？

体重増加量は，自分の適正体重の3〜5％以内が目標です。適正体重によって，増えて良い量が決まります。

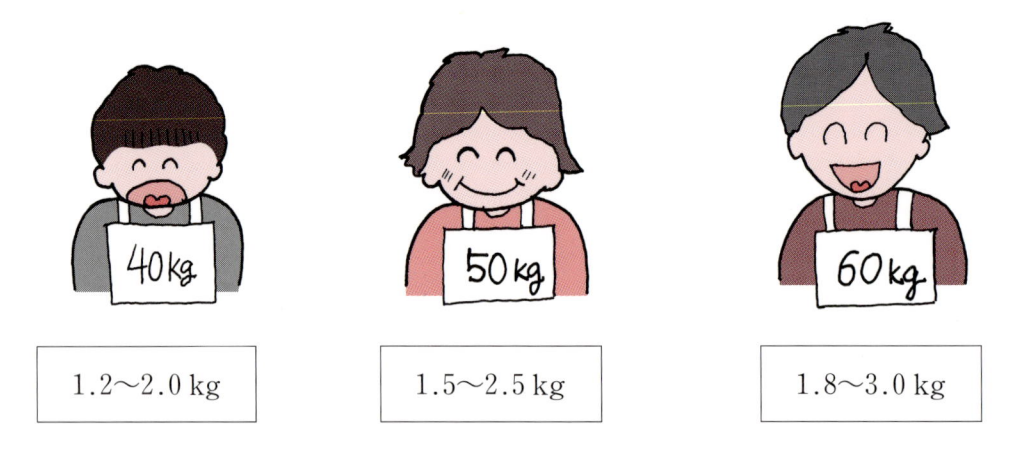

- 40kg → 1.2〜2.0 kg
- 50kg → 1.5〜2.5 kg
- 60kg → 1.8〜3.0 kg

例えば体重増加量を水に換算すると，3.6kg増加した場合，血管の中に入る水の量は3600mlで，1升びん2本分に相当します。

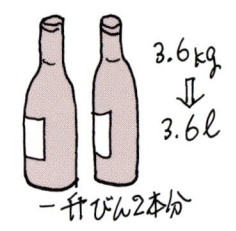

3.6kg ⇒ 3.6ℓ
一升びん2本分

飲む量の目安は？

身体への水分の出入りは下の図の通りです。入る水は，食事と飲み水・代謝水で，出る水は汗や呼吸・尿・便です。入る水から出る水を引いたものが体重増加量となります。

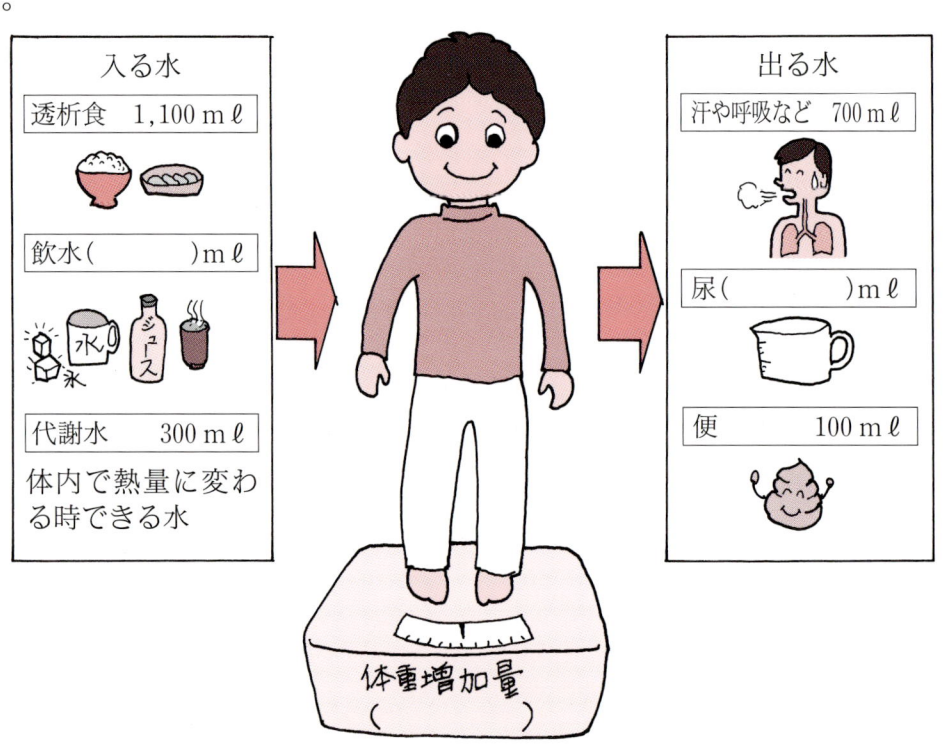

入る水
- 透析食　1,100 mℓ
- 飲水（　　）mℓ
- 代謝水　300 mℓ
- 体内で熱量に変わる時できる水

出る水
- 汗や呼吸など　700 mℓ
- 尿（　　）mℓ
- 便　100 mℓ

体重増加量（　　）

水分のとり方のポイントは？

〈飲み方の工夫〉

飲み水としての水分を調整する

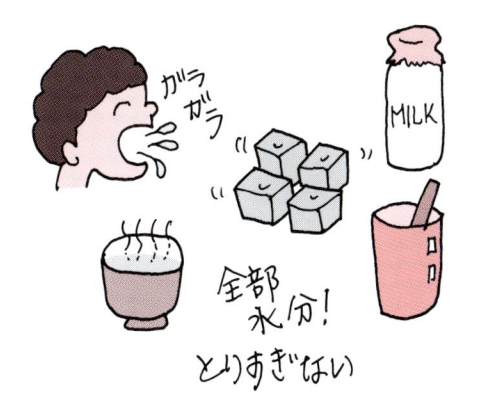

湯のみ茶碗を小さくする（入る量を計って決める）

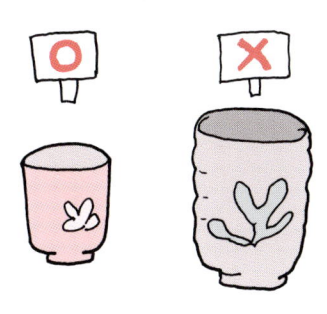

熱くておいしいお茶を飲む

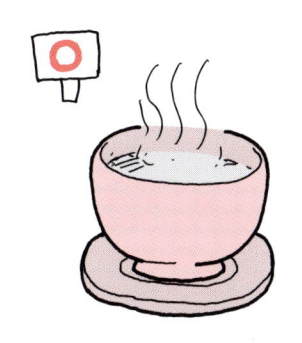

アルコールも水分のうち，1日の飲水量の範囲内でとる

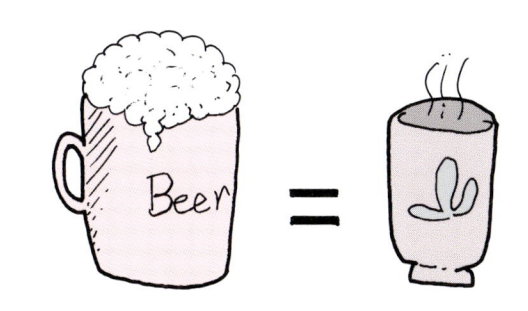

不規則に水分をとらない

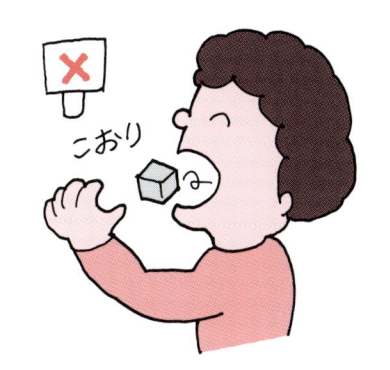

透析が2日あく日は1日あきの日より少なく飲む

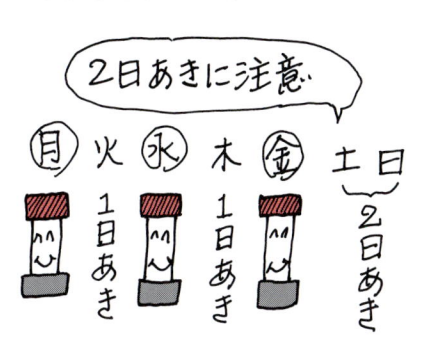

〈食べ方の工夫〉

食事全体の食べ過ぎをしない

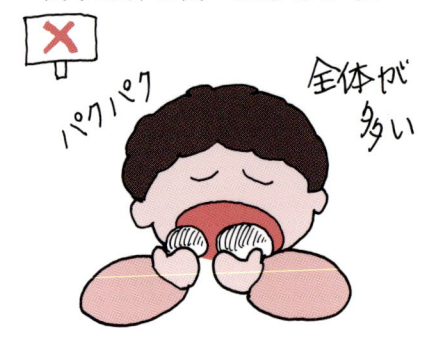

水分の多い料理は1日に重ねない。2日あく日にはとらない

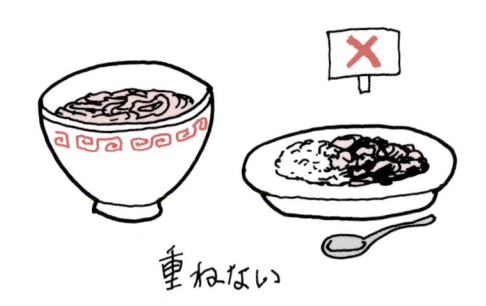

水分の多い主食をとりすぎない

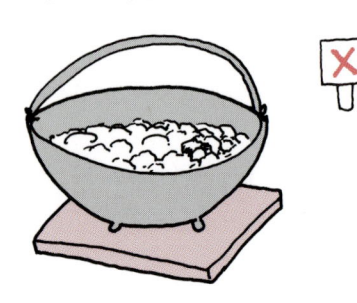

水分の多い食品を食べすぎない

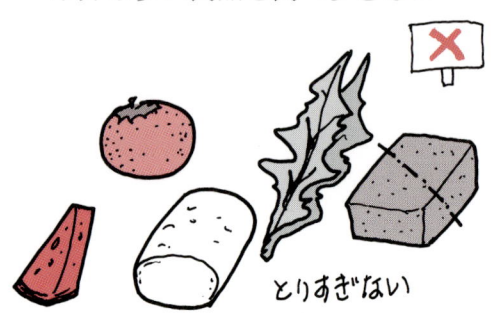

水分の多い間食を食べすぎない

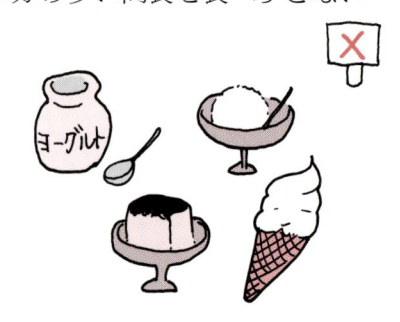

体重増加の多い時は主食をパンや焼もちにかえてみる

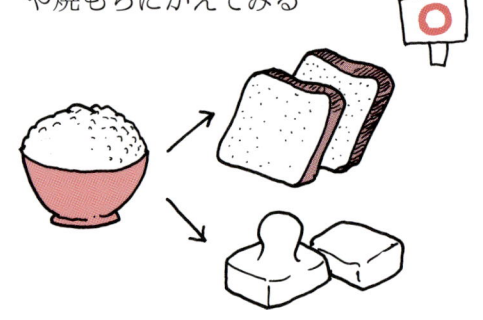

〈水分の多い料理〉

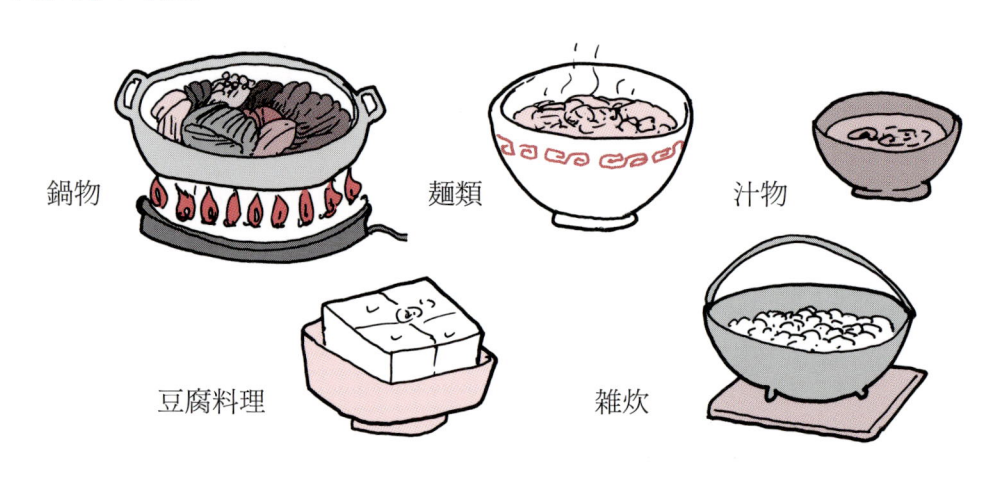

鍋物　　麺類　　汁物　　豆腐料理　　雑炊

水分の多い食品

1. 主食

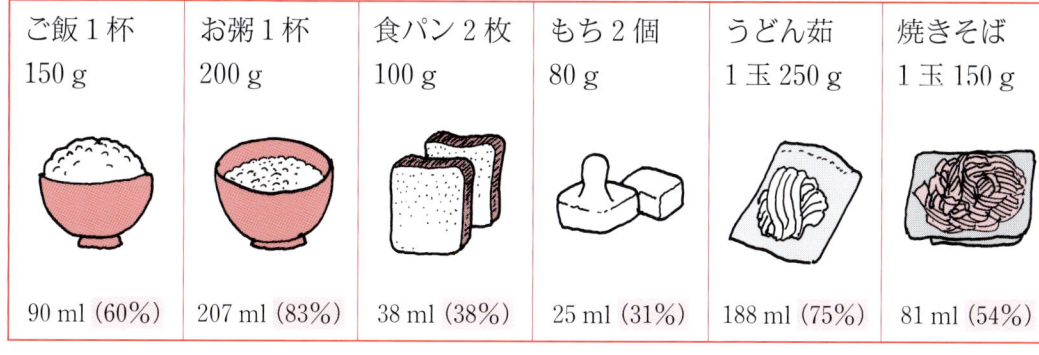

ご飯1杯 150 g	お粥1杯 200 g	食パン2枚 100 g	もち2個 80 g	うどん茹 1玉 250 g	焼きそば 1玉 150 g
90 ml (60%)	207 ml (83%)	38 ml (38%)	25 ml (31%)	188 ml (75%)	81 ml (54%)

2. 野菜・芋類

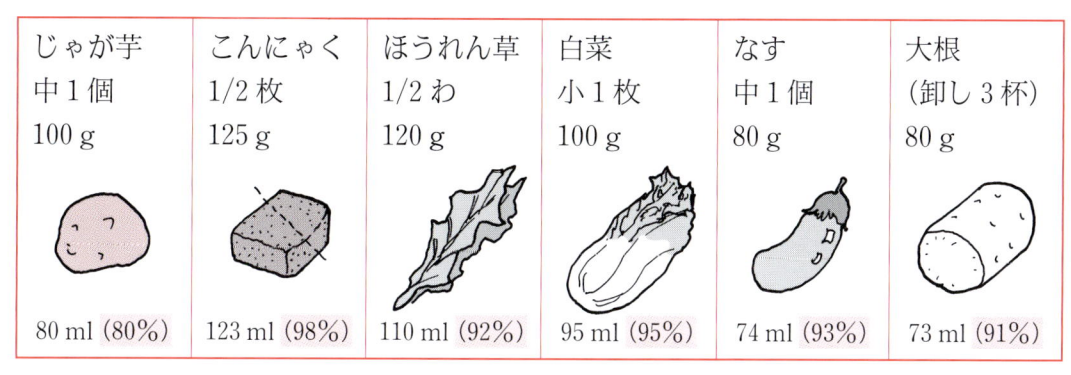

じゃが芋 中1個 100 g	こんにゃく 1/2枚 125 g	ほうれん草 1/2わ 120 g	白菜 小1枚 100 g	なす 中1個 80 g	大根 (卸し3杯) 80 g
80 ml (80%)	123 ml (98%)	110 ml (92%)	95 ml (95%)	74 ml (93%)	73 ml (91%)

3. 果物

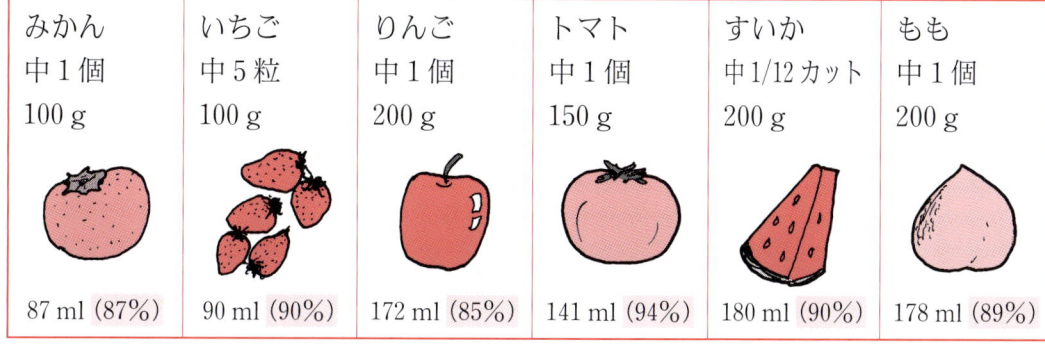

みかん 中1個 100 g	いちご 中5粒 100 g	りんご 中1個 200 g	トマト 中1個 150 g	すいか 中1/12カット 200 g	もも 中1個 200 g
87 ml (87%)	90 ml (90%)	172 ml (85%)	141 ml (94%)	180 ml (90%)	178 ml (89%)

※野菜・果物は約90%(重量分)が水分と考える

4. 間食

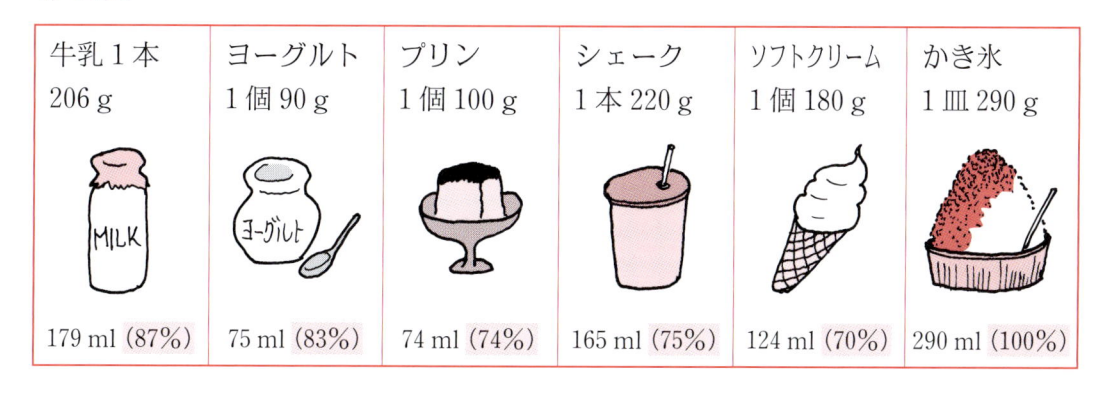

牛乳1本 206 g	ヨーグルト 1個 90 g	プリン 1個 100 g	シェーク 1本 220 g	ソフトクリーム 1個 180 g	かき氷 1皿 290 g
179 ml (87%)	75 ml (83%)	74 ml (74%)	165 ml (75%)	124 ml (70%)	290 ml (100%)

9 食生活―塩分のとり方

なぜ塩分制限が必要なの？

腎不全ではナトリウムを尿として出すことができないため，塩分は体にたまっていきます。とりすぎると，口の乾き，むくみがおこり，血圧が高くなり，体重増加が多くなります。塩分のとる量は1日5～8gにしましょう。

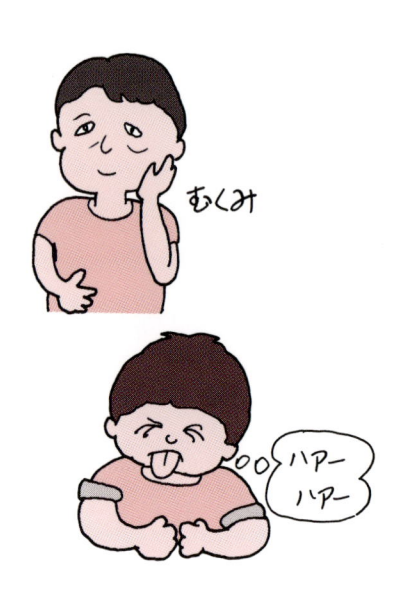

1日にとる塩分の目安量は？

1日5～8g，一食では1.5～2.5gを目安にします。（身体の小さい人は少なく）

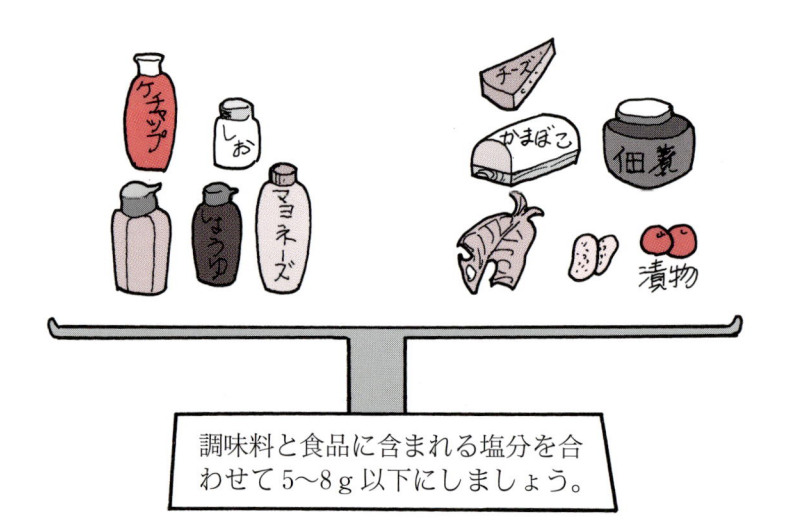

調味料と食品に含まれる塩分を合わせて5～8g以下にしましょう。

塩分のとり方ポイントは？

〈調味料の使い方〉

煮物は砂糖を少なくし，しょう油の使い方を減らし，しょう油料理を重ねない

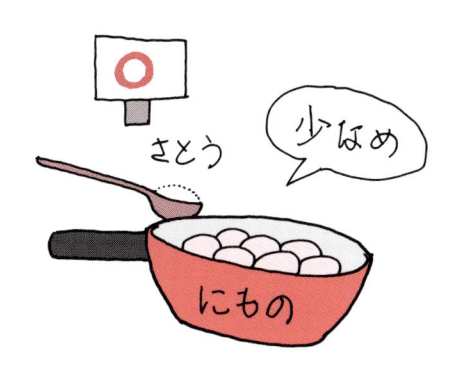

汁ものは具を多くし，汁を少なくする

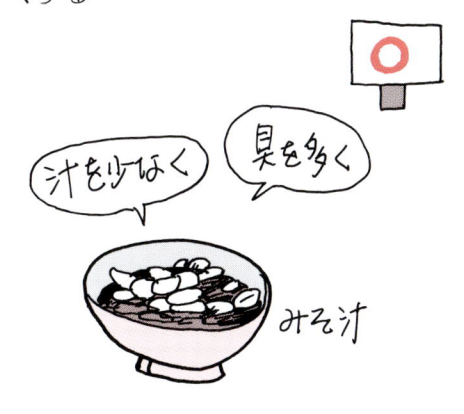

塩分の少ない調味料を使った料理を多くする

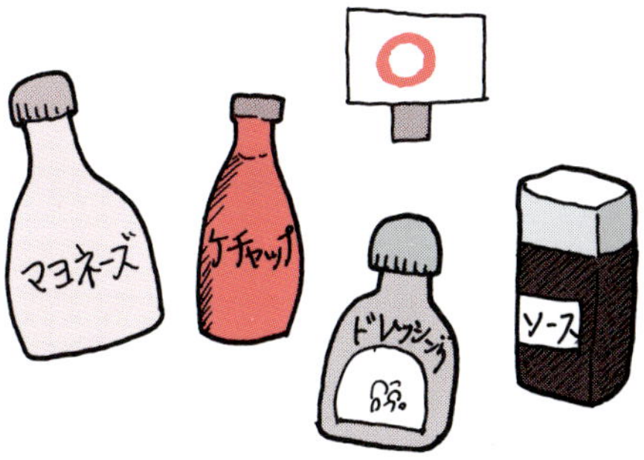

酢を利用し，酢の物には塩を使わない

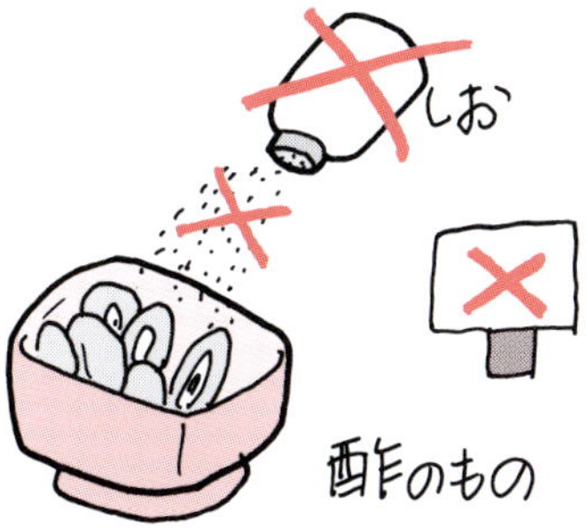

下味に塩を使わない

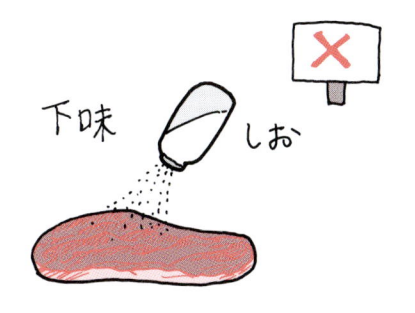

かけるよりもつけて食べる

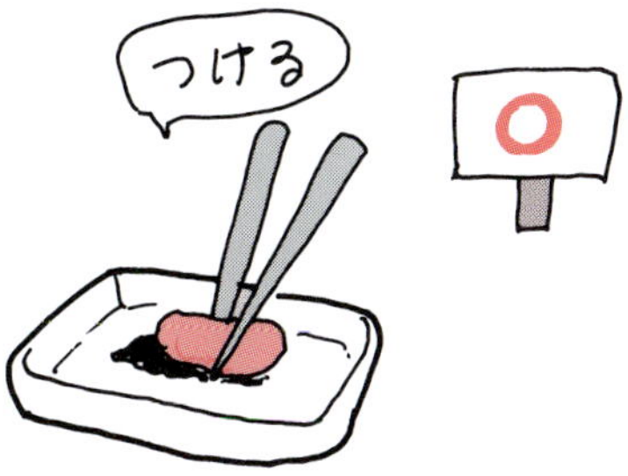

調味料の塩分量は？

調味料	塩	しょう油	みそ	減塩しょう油	ソース	ドレッシング	ケチャップ	マヨネーズ
小さじ1杯の塩分量(g)	5	0.9	約0.7	0.5	0.4	約0.2	約0.2	0.1

どれぐらい使ったら塩1g？

調味料	塩	しょう油	みそ	減塩しょう油	ソース	ドレッシング	ケチャップ	マヨネーズ
塩1gに相当する量	小さじ1/5杯(1g)	小さじ1杯(6g)	小さじ1.5杯(8g)	小さじ2杯(12g)	小さじ2杯(10g)	大さじ2杯(30g)	大さじ2杯(30g)	大さじ3杯弱(40g)

〈調理時の工夫〉

香辛料(辛子, カレー粉など)を利用する

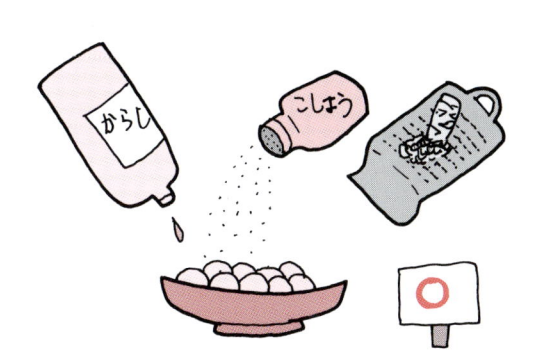

風味(かつおぶし, しそ, ごま, レモンなど)をつける

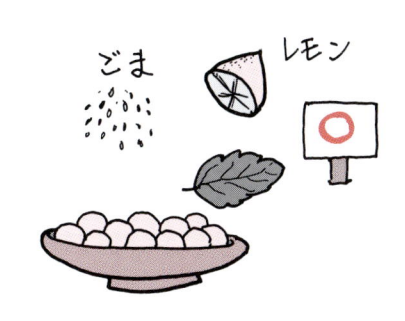

こげ味をつける

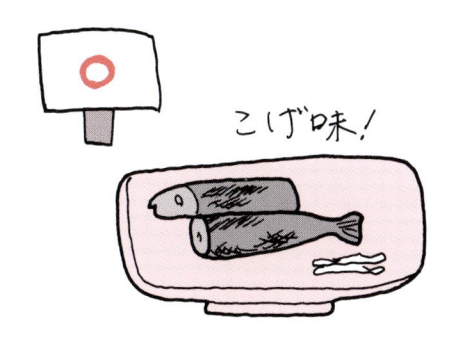

油を利用する

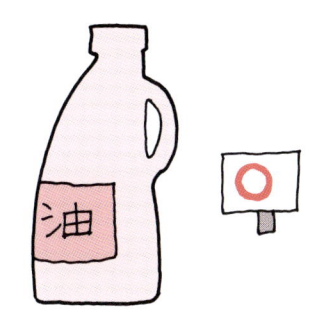

煮物はだし汁を濃くとる

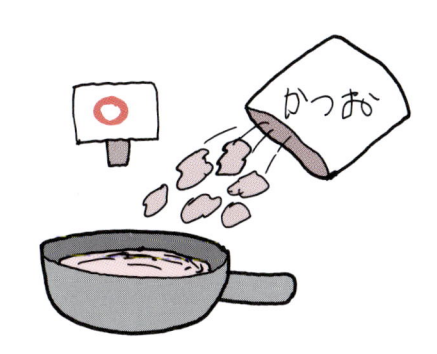

新鮮な食品を使い, 食品自体の持ち味を生かす

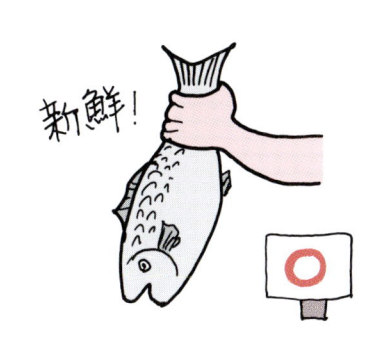

食品中の塩分量は？

1. 穀類・干物

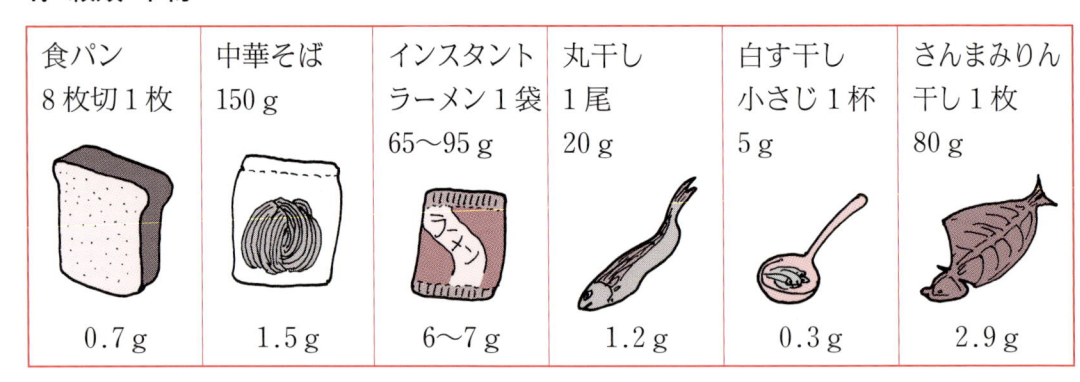

食パン 8枚切1枚	中華そば 150g	インスタントラーメン1袋 65〜95g	丸干し 1尾 20g	白す干し 小さじ1杯 5g	さんまみりん干し1枚 80g
0.7g	1.5g	6〜7g	1.2g	0.3g	2.9g

2. 魚肉加工品

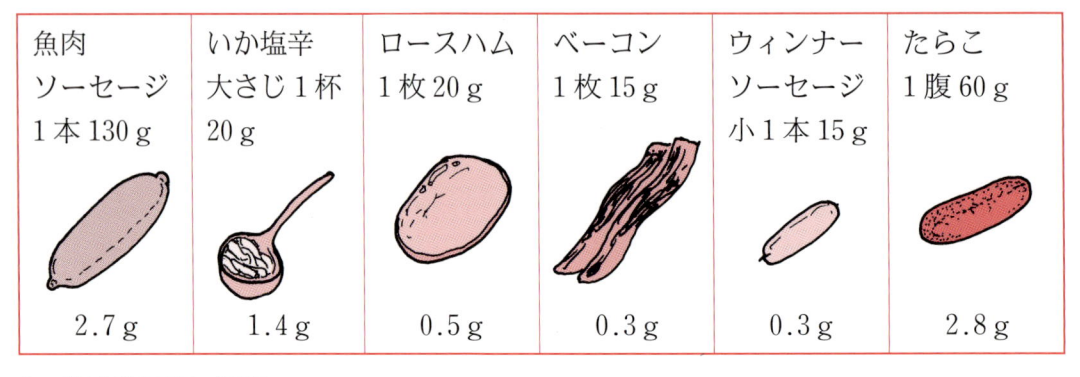

魚肉ソーセージ 1本130g	いか塩辛 大さじ1杯 20g	ロースハム 1枚20g	ベーコン 1枚15g	ウィンナーソーセージ 小1本15g	たらこ 1腹60g
2.7g	1.4g	0.5g	0.3g	0.3g	2.8g

3. 魚肉加工品・佃煮

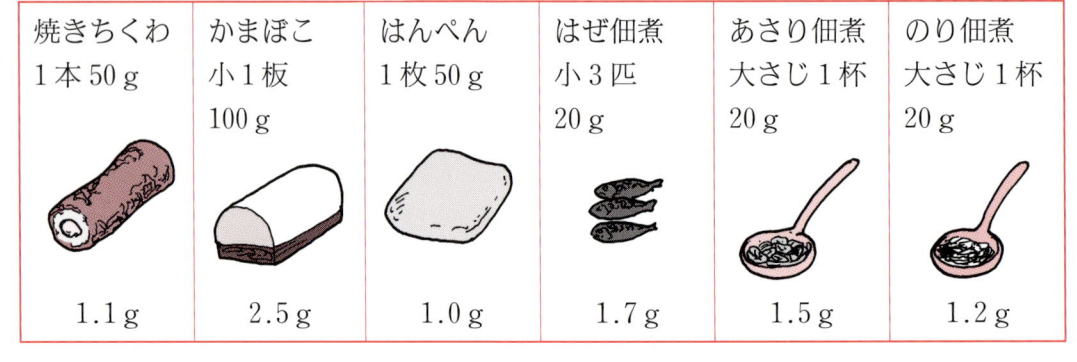

焼きちくわ 1本50g	かまぼこ 小1板 100g	はんぺん 1枚50g	はぜ佃煮 小3匹 20g	あさり佃煮 大さじ1杯 20g	のり佃煮 大さじ1杯 20g
1.1g	2.5g	1.0g	1.7g	1.5g	1.2g

4. 漬物

きゅうりぬか漬け 5切れ20g	たくあん 2切20g	野沢菜漬 2はし20g	白菜塩漬 2はし20g	福神漬け 3〜4はし 20g	梅干し 1個10g
1.1g	0.9g	0.3g	0.5g	1.0g	2.2g

外食の塩分量は？

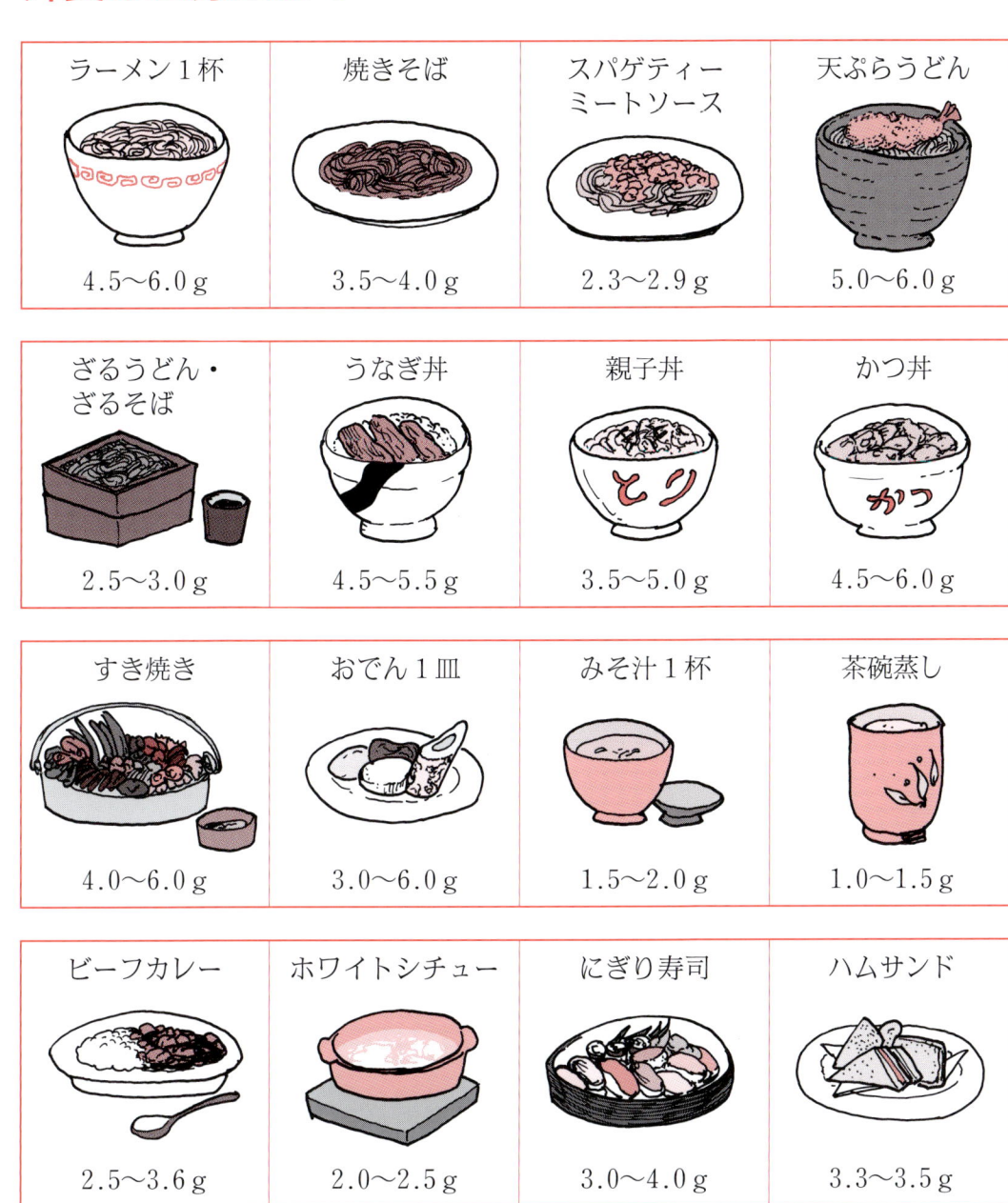

料理	塩分量
ラーメン1杯	4.5〜6.0 g
焼きそば	3.5〜4.0 g
スパゲティーミートソース	2.3〜2.9 g
天ぷらうどん	5.0〜6.0 g
ざるうどん・ざるそば	2.5〜3.0 g
うなぎ丼	4.5〜5.5 g
親子丼	3.5〜5.0 g
かつ丼	4.5〜6.0 g
すき焼き	4.0〜6.0 g
おでん1皿	3.0〜6.0 g
みそ汁1杯	1.5〜2.0 g
茶碗蒸し	1.0〜1.5 g
ビーフカレー	2.5〜3.6 g
ホワイトシチュー	2.0〜2.5 g
にぎり寿司	3.0〜4.0 g
ハムサンド	3.3〜3.5 g

〈外食のとり方〉

- 汁物・丼物は塩分が多いので，野菜の多い定食物を選ぶ（単品メニューはさける）。
- 定食などにつく漬物，汁物は食べない。
- 麺類は塩分，水分ともに多くなるので，スープは残す（ざるそばやざるうどんにする）。
- 洋食や中華料理は高脂肪，野菜不足になりやすいので，野菜料理を選ぶ。
- 塩分の多い食品（干物，ハム，ウィンナー等）のメニューはさける。
- かけ醤油やソース，たれはできるだけ使わないようにする。

10 食生活—カリウム・リンのとり方

なぜカリウム制限が必要なの？

腎不全ではカリウムを尿として出すことができないため，体にたまっていきます。カリウム値が高くなった場合，食事で注意するのはカリウムの多い食品のとりすぎ，熱量不足，便秘などです。カリウム値が高くなると，口びる・手指のしびれ，口のこわばり，脈の乱れのほか，ひどくなると心臓が止まることがあります。カリウムのとる量は1日1,500〜2,000 mgにしましょう。

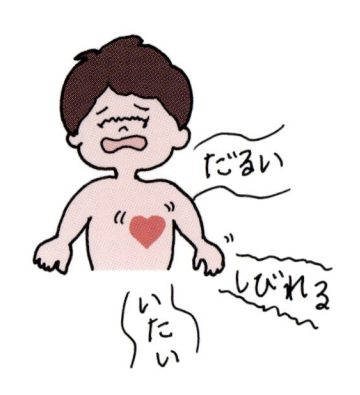

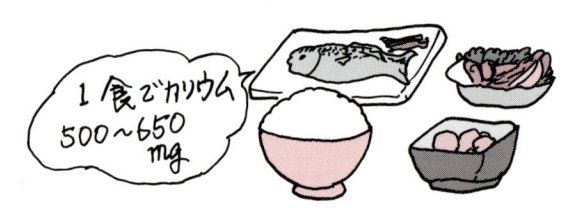

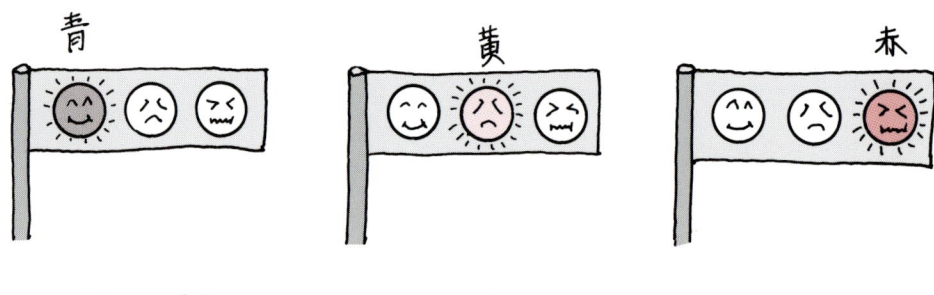

カリウムのとり方の目安は？

カリウムを多く含む食品を減らした上で，検査データが適正範囲に入るようにとり方を調整します。

青—正常　　　　　　黄—要注意　　　　　　赤—危険

3.5〜5.5未満　　　　5.5以上　　　　　　　6.0以上
（mEq/l）　　　　　（mEq/l）　　　　　　（mEq/l）

カリウムの多い食品は？

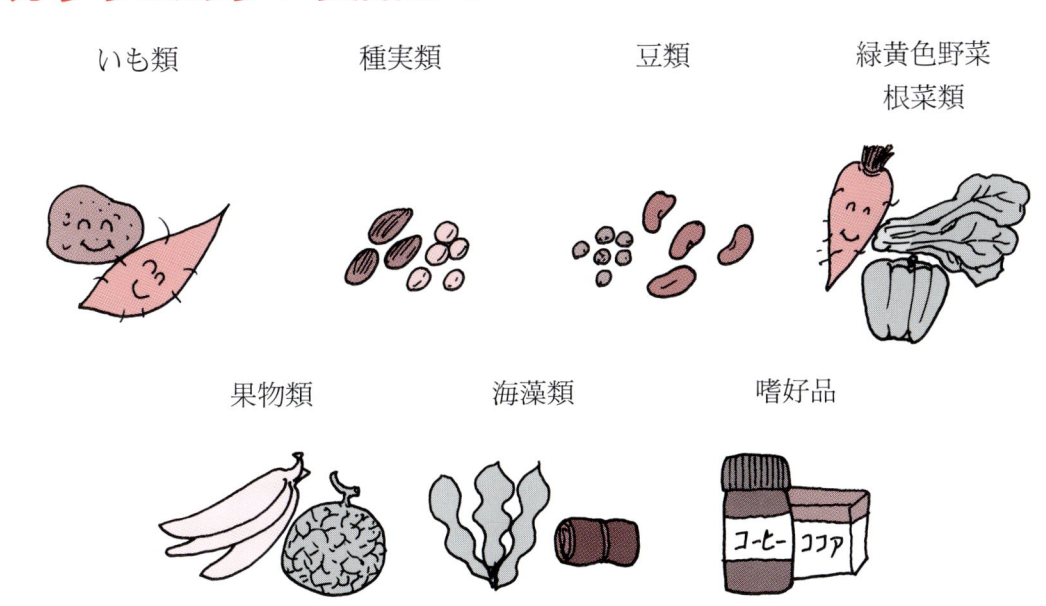

いも類　　種実類　　豆類　　緑黄色野菜 根菜類

果物類　　海藻類　　嗜好品

カリウムのとり方のポイントは？

〈カリウムの減らし方〉

カリウムは水に溶ける性質があるので，水にさらしたり，ゆでこぼしたりして減らしましょう。

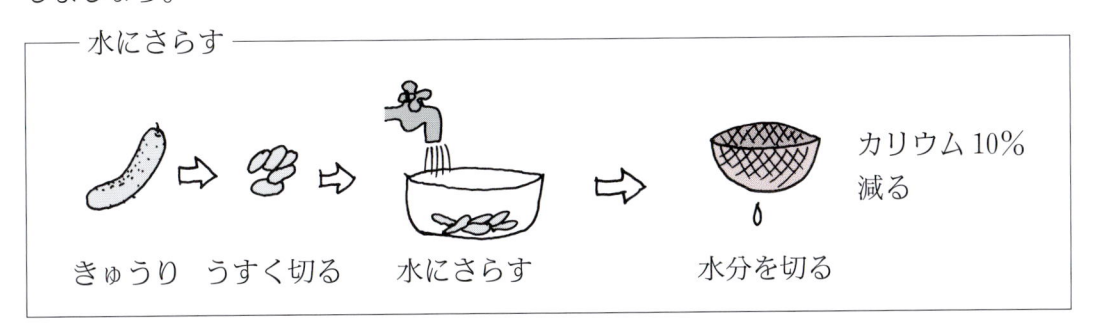

— 水にさらす —

きゅうり　うすく切る　水にさらす　水分を切る　カリウム10％減る

水にさらす場合は，必ず切って（繊維をこわして）から水にさらす。

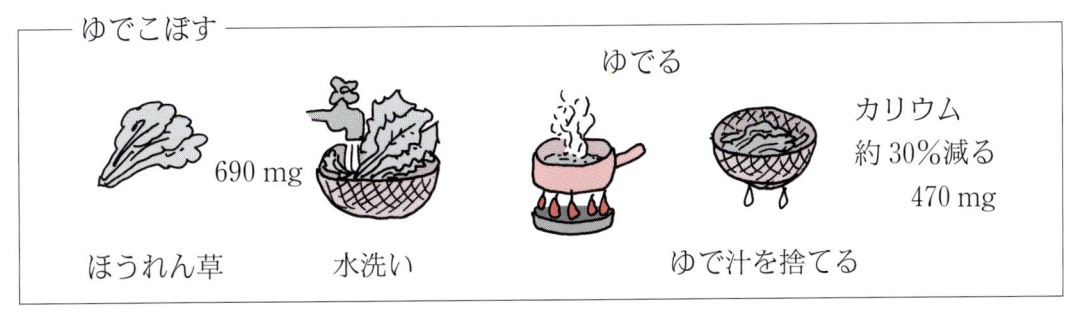

— ゆでこぼす —

ゆでる

ほうれん草　690 mg　水洗い　ゆで汁を捨てる　カリウム 約30％減る 470 mg

アスパラ，いんげん，かぼちゃ，にんじん，たけのこなどは，ゆでてもカリウムはほとんど減少しません。詳しくは栄養士に確認してください。

〈カリウムの多い食品のとり方〉

カリウムを多く含む食品のとり方は，以下のようにしましょう。

いも類は1日50gまでにする
　じゃが芋　中1/2個
　さつま芋　中1/3個
　里　芋　　中2個

とうもろこしは中1/2本までにする

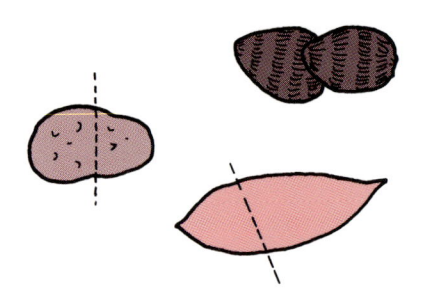

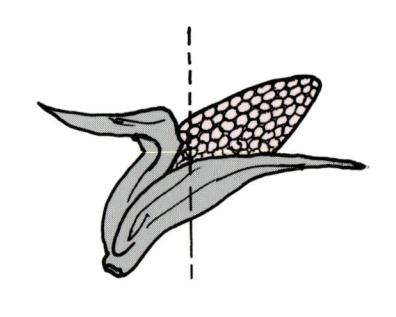

種実類は1つまみ(10g)程度にする

煮豆(大豆・小豆・いんげん豆など)はさける

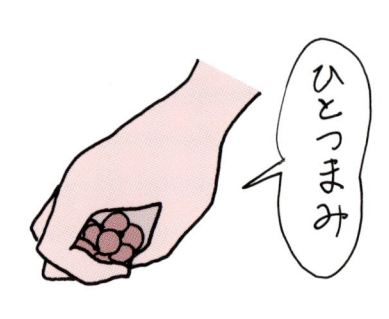

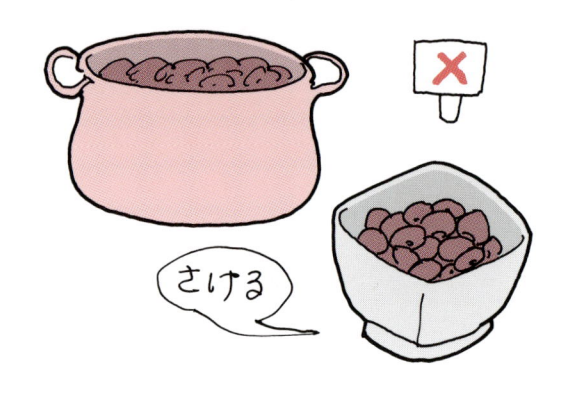

カリウムの多い果物はさける
　アボガド
　ドリアン
　メロン
　バナナ

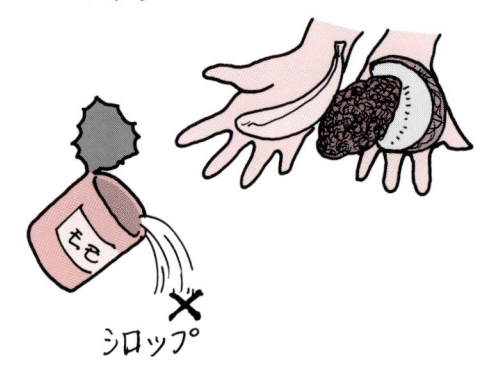

果物の目安量は1日100g程度とする
　みかんなら
　中1個

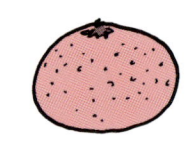

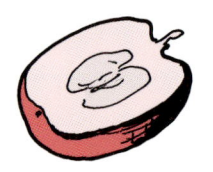

　りんごなら
　小1/2個

緑黄色野菜は1日90g程度とする

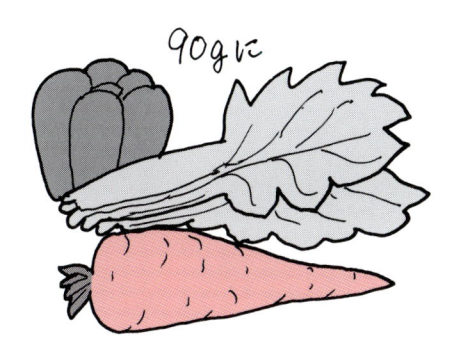

干物や骨付き小魚は小量にする

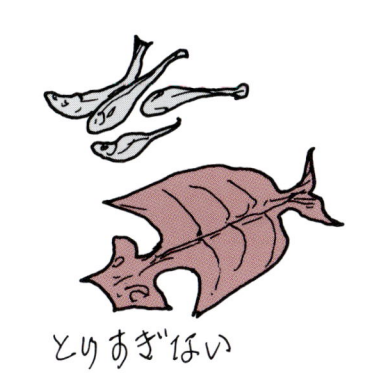

カリウムの多い菓子類（芋かりんとう，三島豆など）をとりすぎない

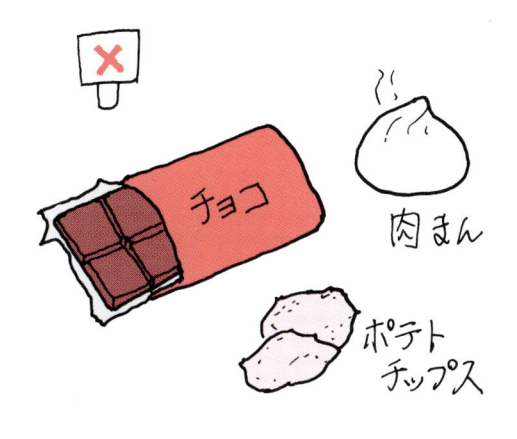

インスタントコーヒー，ココアはうす目にいれる

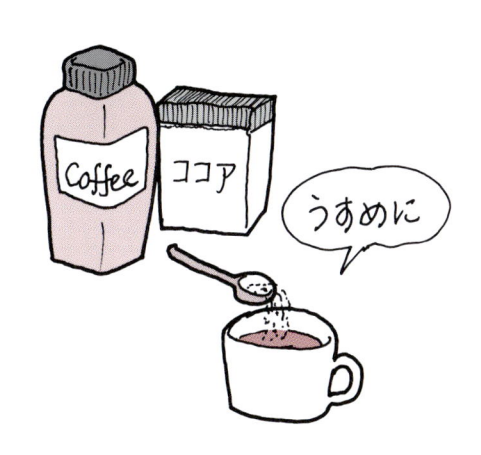

海藻をたくさん使う料理は食べない

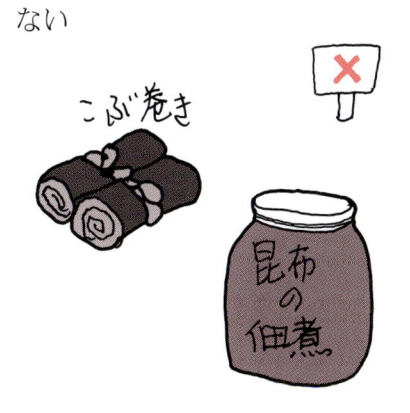

乾燥果物や乾燥野菜，せんじて飲む漢方薬はさける

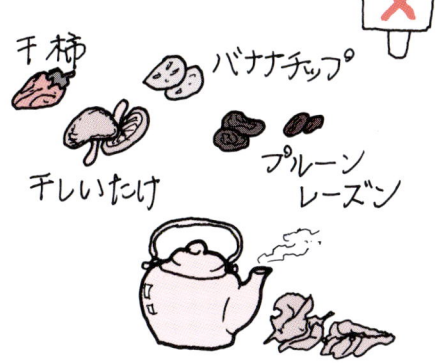

食品中のカリウム量（食品100中の比較）

2,000 mg													海藻類 4,000〜8,200
													● インスタントコーヒー 3,600
													● 干しいいたけ 2,100
													● 抹茶 2,700
1,500	● 大豆 きなこ												
										● スキムミルク			
	● 小豆 いんげん												
1,000	● えんどう豆 ● 豆みそ			● 田作り									
	● 納豆												
	● 枝豆	● ポテトチップス		● 煮干し									
		● 蒸し切干											
	● グリンピース	● アーモンド ピーナッツ ● ぎんなん								● ほうれんそう			● アボガド
	● 米みそ									● たけのこ ● ほうれんそう(茹) ● たけのこ(茹)			
500	● 絹ごし豆腐 ● もめん豆腐 ● 生揚げ	● くり	● さといも やまいも		● さわら	● 鶏レバー					● ブロッコリー ● にんじん ● きゅうり	● 牛乳 ● ヨーグルト ● チーズ		● バナナ ● メロン
			● さつま芋 ● じゃが芋		● たら ● さば	● 豚ロース ● 牛肩肉 ● 鯨肉								● かき ● みかん ● りんご
					● うなぎ ● かき	● 鶏もも	● 卵						● チョコレート ● マッシュルーム えのきだけ ● 生しいたけ
	● ごはん(玄米)・パン ● こんにゃく ● 春雨 ● ごはん(精白米)	● とうもろこし											
食品群	穀類	いも類	種実類	大豆および 大豆製品	魚介類	肉類	卵類	乳類	野菜類	果物類			その他
	糖質		脂質	たんぱく質					ビタミン・ミネラル				

なぜリン制限が必要なの？

腎不全ではリンを尿に捨てることができないため，とりすぎると，石灰化沈着，骨や関節の痛み，筋力低下，皮膚のかゆみなどをおこします。体重50kgの人であれば1日800mg以下にするように心がけましょう。

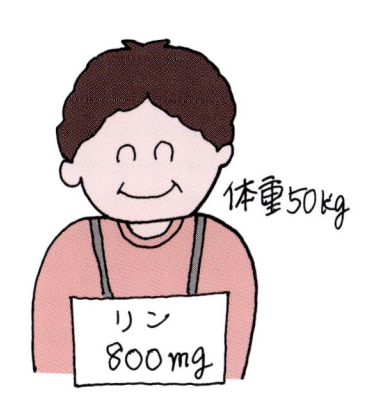

リンのとり方のポイントは？

たんぱく質のとり過ぎをさける（たんぱく質1gにつき12〜14mgのリンが含まれる）

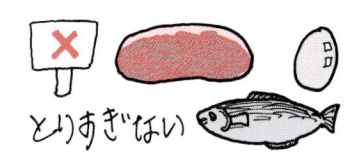

1日に食べる肉類の量を守り，加工食品をとりすぎない

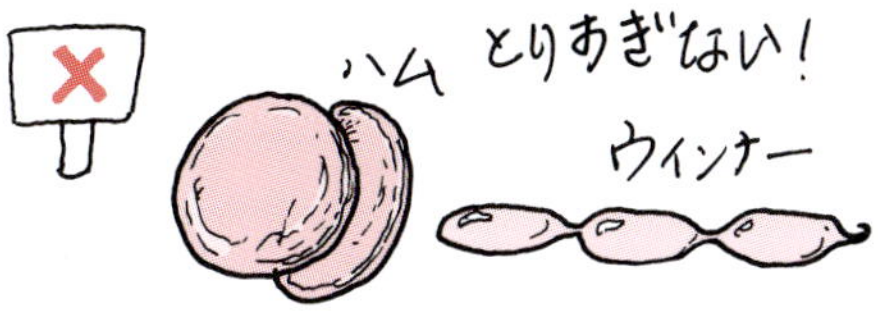

大豆製品やゴマをとるようにする

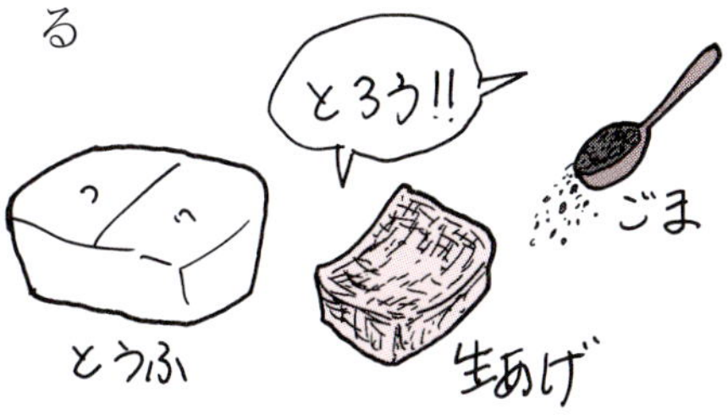

チーズや牛乳を補食（間食）でとらない

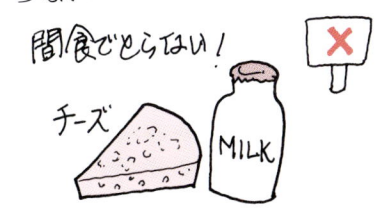

リンの多い食品は？

そば，玄米，ピーナッツなどの種実類

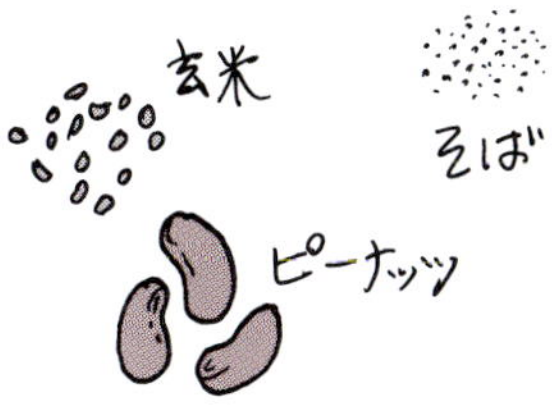

骨付き小魚，干物，練り製品

レバー，ウィンナー，ハム，卵黄，チーズ，インスタント食品など

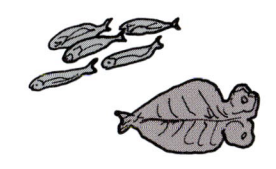

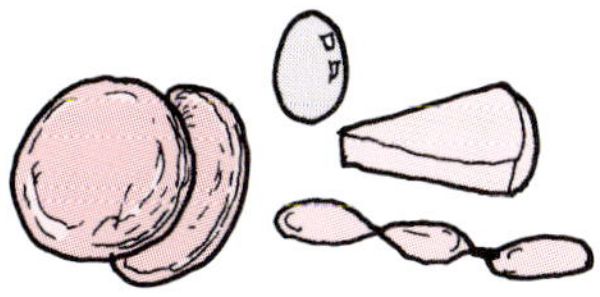

リンの多い魚介類
あゆ，いかなご，丸干し，うなぎ蒲焼，なまり節，きんめだい，いくら，たらこ，どじょう，とびうお，ひらまさ，わかさぎ，えび，するめ，うになど

リンの少ない魚介類
あんこう，かます，さんま，舌びらめ，はたはた，ぶり，ほき，むつ，メルルーサ，赤貝，あさり，あわび，かき，たこなど

食品中のリン量（食品100中の比較）

食品群	穀類	いも類	種実類	大豆および大豆製品	魚介類	肉類	卵類	乳類	野菜類	海藻類 果物類	その他
	糖質		脂質			たんぱく質			ビタミン・ミネラル		

600 mg
- するめ 1,100
- スキムミルク 1,000
- 丸干し 910
- しらす干し 860
- プロセスチーズ 730

400 mg
- 卵黄
- 茹で大豆
- アーモンド
- あみ佃煮

200 mg
- ごはん（玄米）
- 食パン
- そば
- マッシュポテト
- ポテトチップス
- ピーナッツ
- そら豆
- 枝豆
- 木綿豆腐
- 絹ごし豆腐
- 豆乳
- あゆ
- うなぎ
- さけ・たら
- さば
- かれい
- ほき
- 車えび
- あさりの佃煮
- いか
- あじ干物
- ローストハム
- 牛レバー
- 豚もも肉
- 牛もも肉
- 鶏もも肉
- 全卵
- はんぺん・ちくわ
- ヨーグルト
- 牛乳
- 昆布
- くわい
- はくさい
- ブロッコリー・干し柿
- ほうれん草・干しぶどう
- きゅうり・にんじん
- ミルクココア
- チョコレート
- クラッカー
- カステラ
- 缶コーヒー
- えのき
- しめじ
- 生しいたけ・ビール
- 卵白

だいじなことをメモしておこう

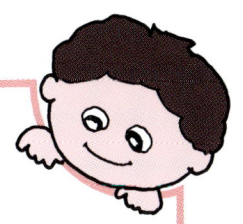

11 透析と薬

薬の正しい飲み方

薬はいつ飲むの？

薬が正しい効果を現すためには，指示された用量・回数・時間を守りましょう。飲み忘れた場合，次回にまとめて飲まないようにしましょう。

```
食　　前……食事の前30分
食　　後……食事の後30分以内
食直前……食事のすぐ前
食直後……食事のすぐ後
食　　間……食事と食事の間，食後2～3時間後
就寝前……寝る直前か，30～60分前
```

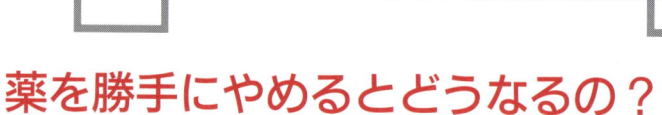

薬を勝手にやめるとどうなるの？

たとえ症状がなくなったり，軽くなっても，まだ病気が治りきっていないことがあります。自分の判断で薬をやめると病気がぶり返すことがあります。

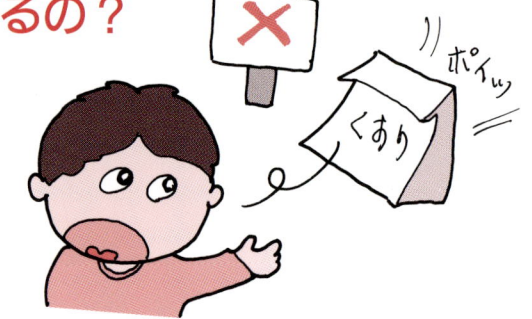

薬を他人にあげてはいけません

にたような症状でも全く違う病気のことがよくあります。「この薬は効きますよ」と他の人にあげるのはやめましょう。

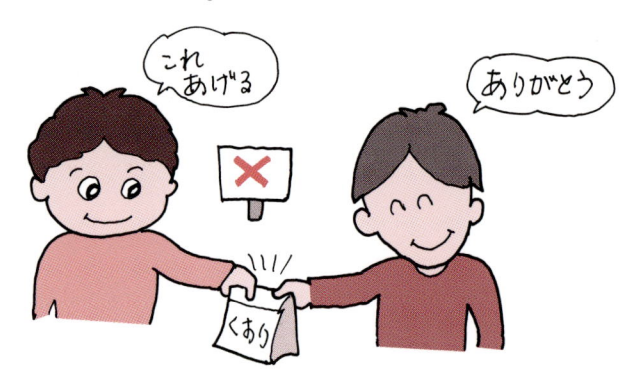

薬はどこに保管するの？

　薬は，光（直射日光，蛍光灯），高温，湿気が苦手です。風通しのよい冷暗所に保管しましょう。また冷凍庫で凍ると困るものもあります。

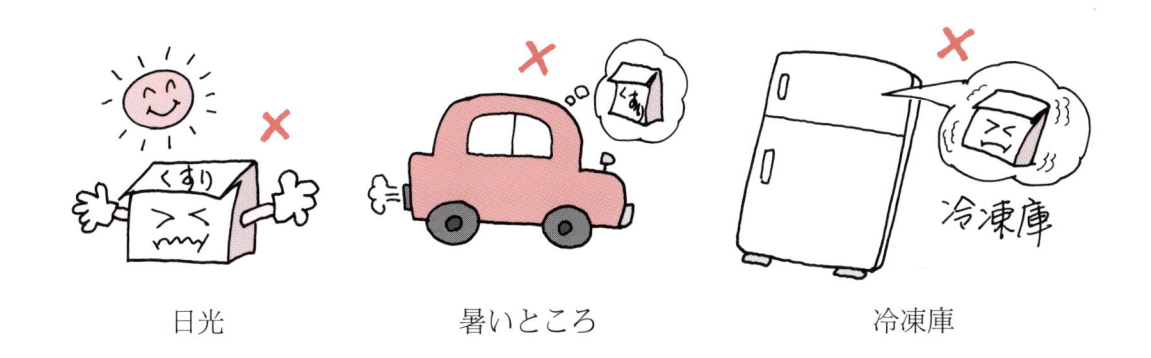

日光　　　　　　　暑いところ　　　　　　冷凍庫

透析の薬

透析でよく使う薬は？

1. おしっこを出す薬

　減ってきたおしっこの量を増やすことで，体の中の水分量を減らし，血管や心臓への負担を少なくします。

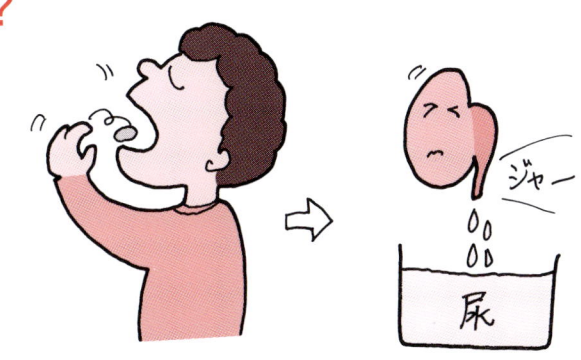

2. 血圧を下げる薬

　血圧が高い状態が続くと，脳や心臓の病気を起こす危険性が高くなるので服用します。

　頑固な高血圧には，効かせ方の違う薬を何種類か使います。また透析中の血圧下降を防ぐため，透析前には薬を飲まない場合があります。

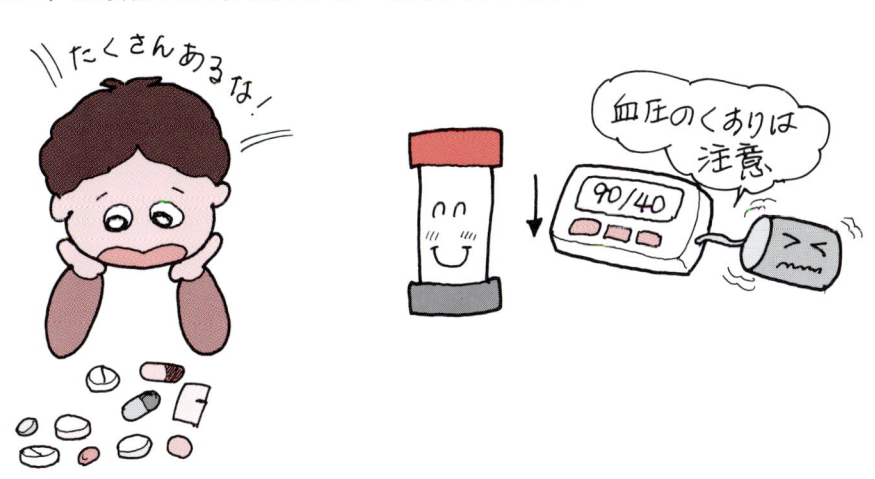

3. 骨の病気を防ぐ薬

1）リン吸着薬

食べ物の中に含まれるリンと結びついて，リンが体の中に吸収されないように働く薬です。血液中のリンが多くなると，骨の病気や石灰化沈着を起こしやすくなります。

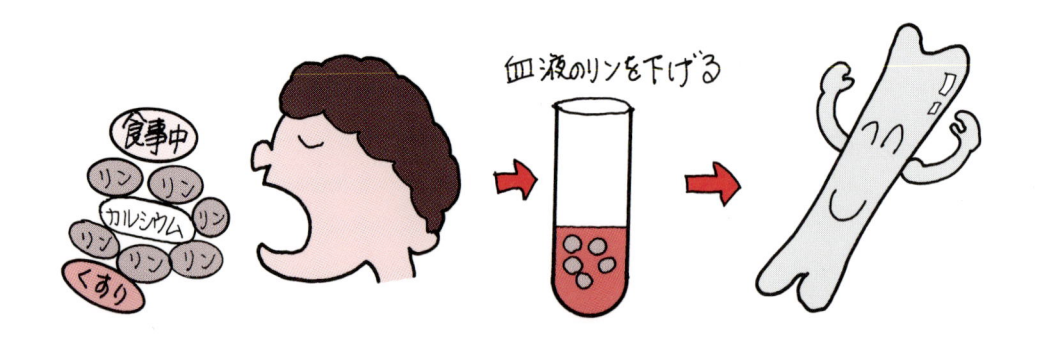

2）活性型ビタミンD

活性型ビタミンDは腸からのカルシウムの吸収を高め，骨がもろくなるのを防ぎます。ビタミンDは腎臓の働きで元気のあるタイプ（活性型）にかわるのですが，腎臓が悪いと薬でおぎなう必要があります。

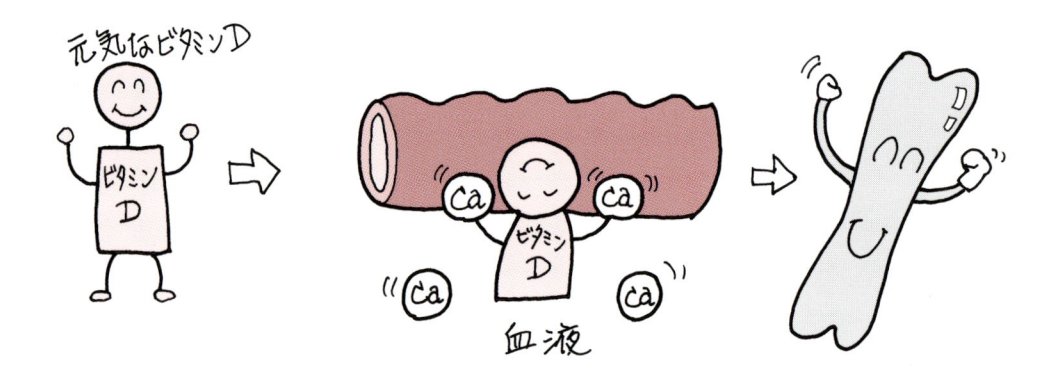

4. 体の中のカリウムを減らす薬

血液中のカリウムが高くなりすぎると，脈の乱れを起こしやすくなり，心臓に大きな負担がかかります。血液中のカリウムの量が多くなりすぎたとき（6 mEq/l 以上），この薬を使います。ただし，この薬で飲みにくく，便秘しやすいのが難点です。

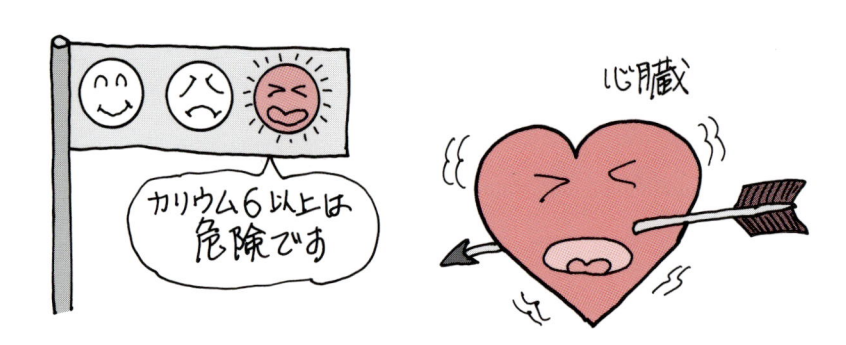

透析の病院以外の薬

他の病院で薬をもらうときはどうするの？

　薬の多くは，おしっこが溶けて体の外に捨てられます。腎臓の働きが弱ってくると薬を体の外に捨てられず，体の中にたまりやすくなります。透析の病院で出る薬は腎臓の働きを考えた上で，量を加減しながら出されています。

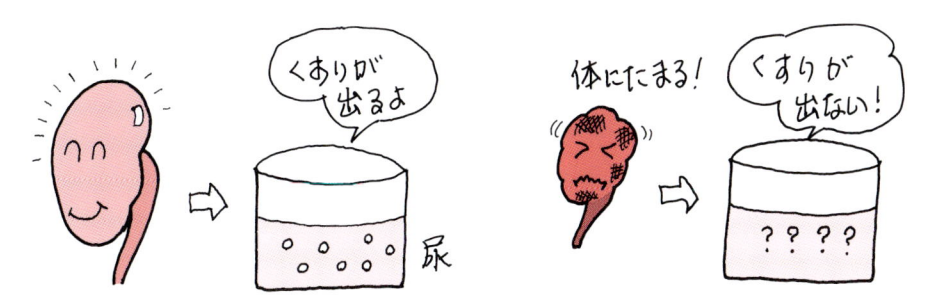

　ほかの病気で別の病院にかかった場合には，透析していることや飲んでいる薬について必ず伝えましょう。また薬がだぶっていることがあるので，他の病院でもらった薬は，必ず透析の病院の医師や看護師に見せましょう。

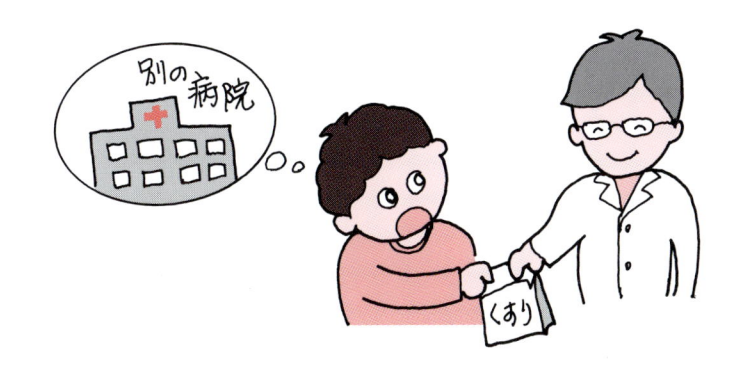

市販の薬は飲んでいいの？

　市販の薬を飲んでいる場合も，他の病院でもらった薬と同様に透析の病院に見せましょう。最近は市販の薬も病院でもらう薬と同じような成分のものが増えています。

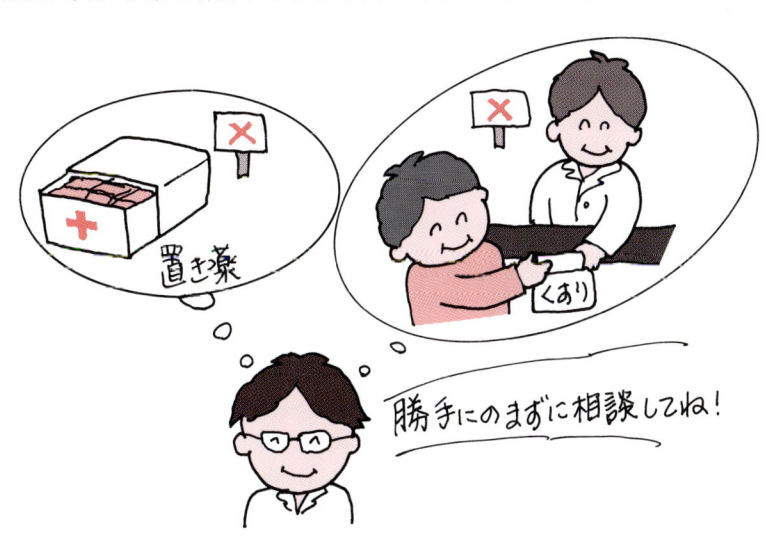

12 透析と運動

透析と運動

透析を導入して徐々に慣れてきた頃ですが，以前に比べて自分の体力が低下していることに気づいているでしょうか。透析を導入する前は，安静が必要でしたが，少しずつ体を動かすことができるようになってきました。

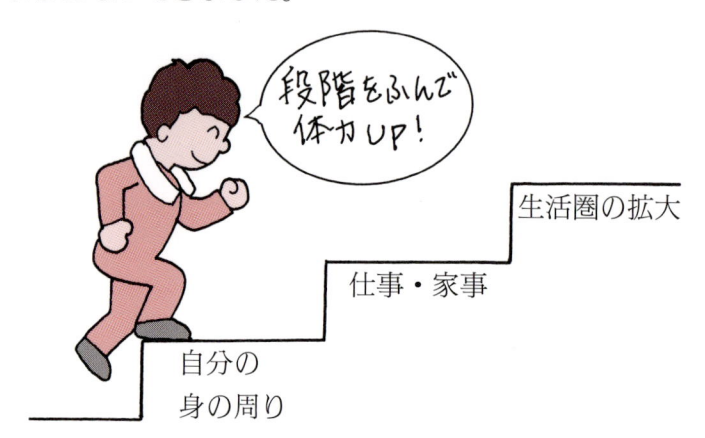

運動の効果は？

運動して体を動かすことで，以下のような効果があります。

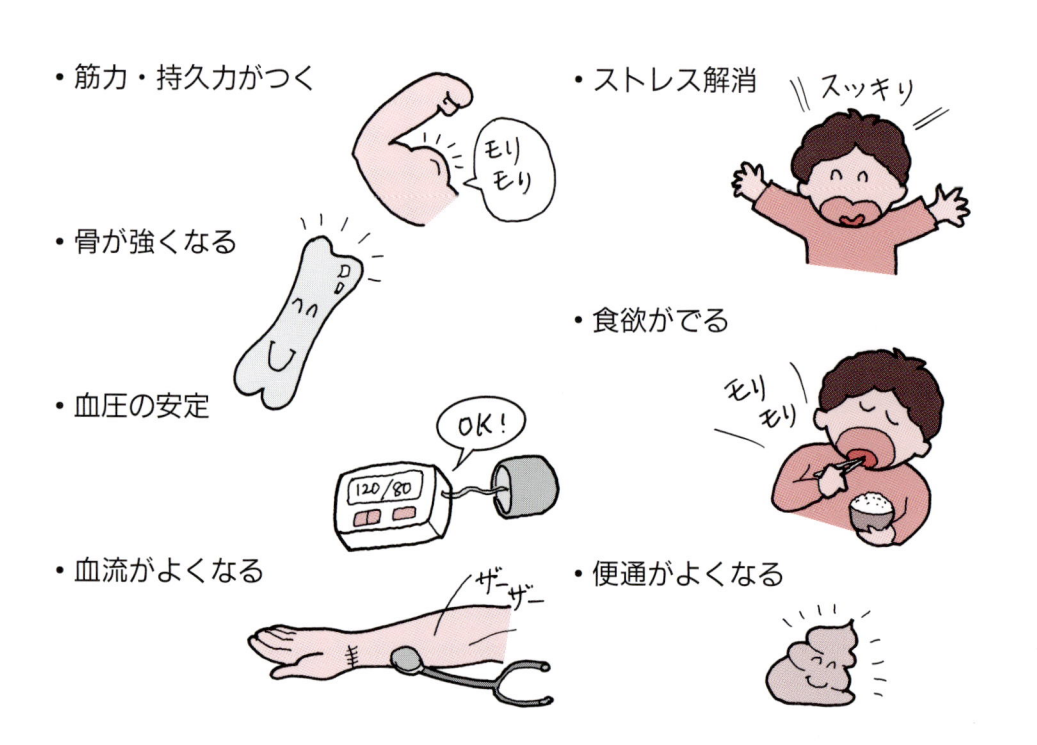

- 筋力・持久力がつく
- 骨が強くなる
- 血圧の安定
- 血流がよくなる
- ストレス解消
- 食欲がでる
- 便通がよくなる

安全に運動を行うには

運動の強さは？

　透析をされている方は，運動により脈拍や血圧の変化が少なくなり，運動をしすぎることがあるため主観的運動強度をおすすめします。主観的運動強度は，何もしていない状態で「非常に楽」から始めます。自分で感じる感覚が「楽」から「ややきつい」の間で運動を行い，次の日に疲れや痛みが残らないようにしましょう。

指数	主観的運動強度	強度	心拍数
7	非常に楽	5％	70
8			
9	かなり楽	20％	90
10			
11	楽	40％	110
12			
13	ややきつい	55％	130
14			
15	きつい	70％	150
16			
17	かなりきつい	85％	170
18			
19	非常にきつい	95％	190
20			

ボルグの主観的運動強度（1976．小野寺・宮下）を一部改変

吹き出し：この間で運動しよう！

どのくらい運動するの？

- 翌日に疲れが残らない程度に，5〜10分位から始めましょう。
- 慣れたら徐々に増やし，1日に30〜60分位運動できるようにしましょう。

いつ運動するの？

- 暑すぎず，寒すぎない快適な気温の時間帯にしましょう。
- 空腹時，食事直後，透析直後はやめましょう。

運動の種類

1. ウォーキング

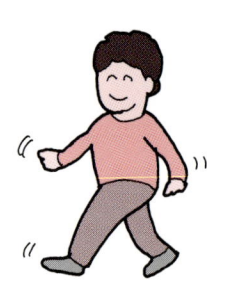

- 一番手軽に行える。
- 体の状態に合わせて行う。

2. プールでのウォーキングやスイミング

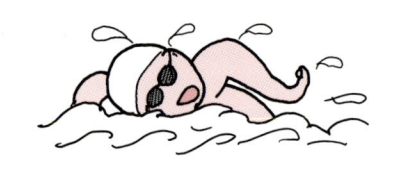

- 歩いたり，泳いだり色々楽しめる。
- 関節に負担が少なく効果的。
- はじめは短い距離（25メートル以下）からゆっくり泳ぐ。
- プールの中では喉がかわく感覚に気づきにくいので脱水に注意する。

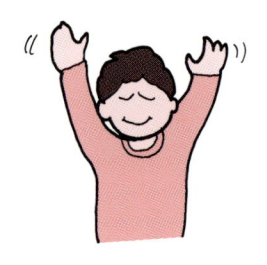

3. ラジオ体操・テレビ体操

- ラジオ体操や，テレビ体操を参考にする。
- テレビ体操では立って行うものと座って行うものがある。
- バランスや足の状態に合わせて無理をせず座って行う。

4. スポーツクラブ・ヨガ教室など

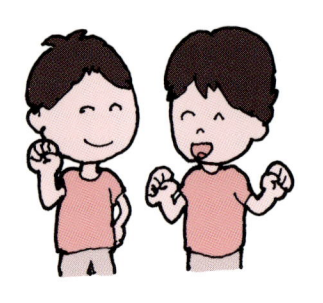

- 楽しく体を動かすことで運動を続けることができる。
- 一緒に運動する仲間ができると運動が楽しくなる。

歩いてみよう！

慣れてきたら効果的な歩き方をしましょう。

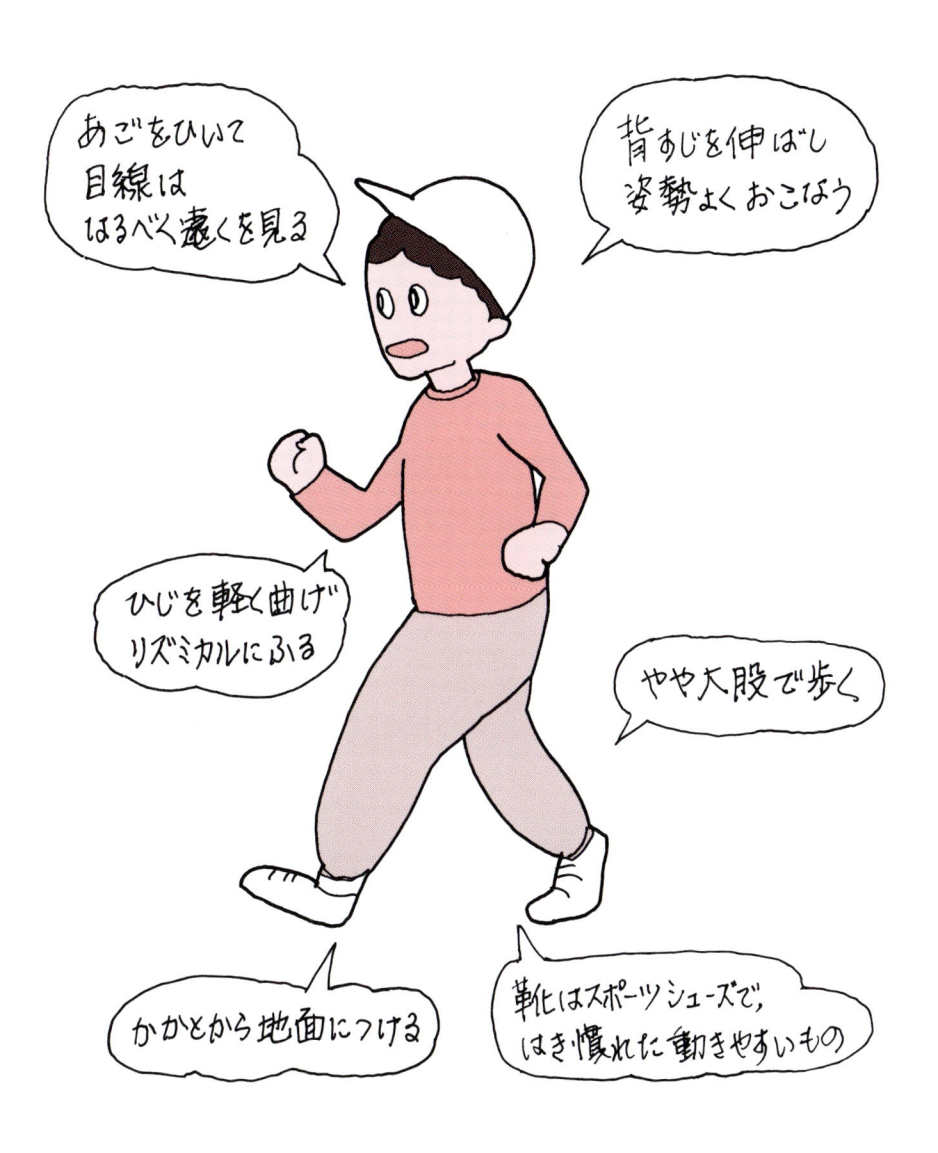

- あごをひいて目線はなるべく遠くを見る
- 背すじを伸ばし姿勢よくおこなう
- ひじを軽く曲げリズミカルにふる
- やや大股で歩く
- かかとから地面につける
- 靴はスポーツシューズで、はき慣れた動きやすいもの

- ただブラブラ歩いていては効果がない。
- 最初は10分程度から始め、少しずつ歩く時間を伸ばしていく。
- 8000歩くらいを目安にする。
- 家族や友達と一緒に楽しみながら行う。

運動してはいけないとき・注意すること

運動の前に必ず主治医に運動してもよいか確認しましょう。

どんなとき運動をひかえるの？

- 最高血圧 180 mmHg 以上，又は最低血圧 100 mmHg 以上
- いつもより血圧が高すぎるか，低すぎる
- いつもより脈拍が多すぎるか，少なすぎる
- 運動前に動悸，息切れ，胸の苦しさがある
- 発熱時，または痛みがあり体調がすぐれないとき

運動するときの注意点は？

- 空腹時・食事直後・透析直後は運動をさける
- 準備運動，整理体操をしっかりやる
- 軽めの運動から徐々に始める
- 翌日に疲れが残らない程度にする
- 動きやすい服装で行う
- シャントを圧迫したり傷つけたりしないように注意する
- 肩や膝関節等に痛みのある人は痛みが出ない範囲で行う

歩くのが困難な人の運動

　透析をしている人は疲れやすく，またいろいろな合併症で思うように体が動かないこともあります。透析の状態によっては，体をおこすことさえおっくうでできないこともあるかもしれません。しかし一人では歩けない人でも，体を動かして体力をつけることはよりよい透析を続けていく上で大切なことです。あなた個人の体に合った方法で体を動かす習慣を身につけましょう。

　ここでは家の中でいつでも手軽にできる運動を紹介します。

運動のポイントは？

- 透析直後はやらない。
- 1つの運動は5回から始めて20〜30回くらい行う。
- 1日2回・朝晩行う。
- 次の日に痛みや疲れがないのを確かめて少しずつ回数を増やしていく。

ベッドでできる運動は？

1. 足をあげる

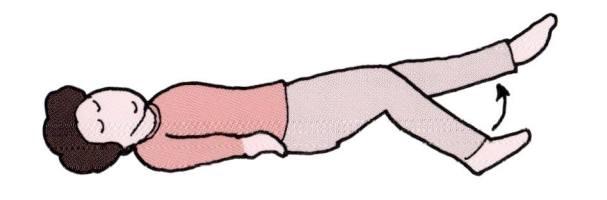

ひざを伸ばしたまま，片足ずつゆっくり上げ下ろしする。

あげない方の足は軽くひざをたてておく。

2. おしりをあげる

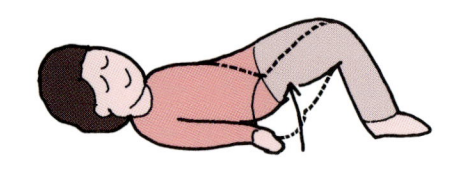

両ひざをたてておしりをあげる。

手はおなかの上か，横におく。

3. 足を倒して体をひねる

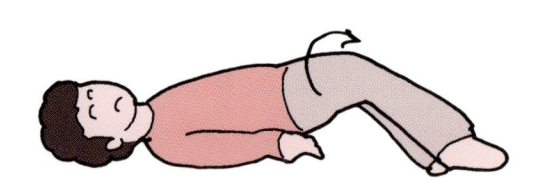

両ひざをたてて，ひざをそろえたまま左右に倒して体をひねる。

痛くない範囲で行う。

座ってできる運動は？

座ったときに足がしっかりと床につき，ふらつかないところで行います。

1. 体をたおす

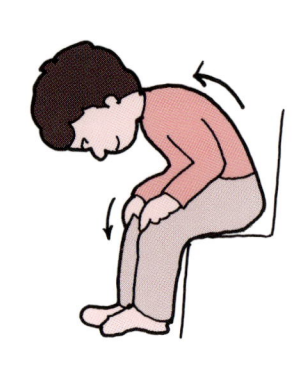

手はひざを持ちゆっくりと倒す。

手をだんだん下げて，足首まで持てるようにする。

2. 体をひねる

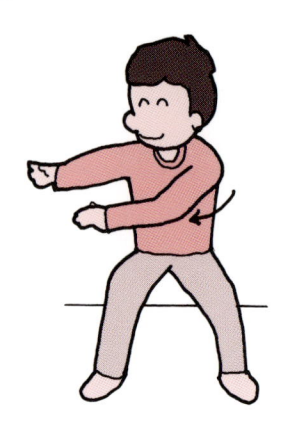

手を横に大きくふり，ひねる。

3. 足をあげる

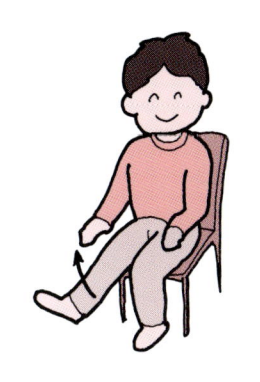

片方ずつひざを伸ばす。

なれてきたら足首におもりをつけてもよい。

4. 立つ

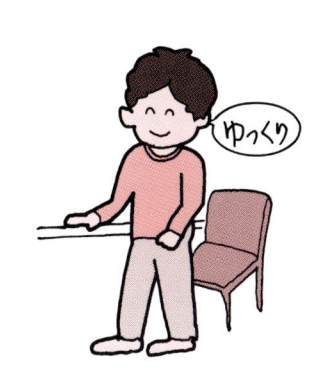

しっかりした物につかまってゆっくり立ったり座ったりする。

なれたらつかまらないで立つ。

さあ歩いてみよう！

　しっかりと立てるようになり，立っていてもひざがふるえたりしなくなったら少しずつ歩いてみましょう。最初は誰かに付きそってもらうか，しっかりした物につかまって歩き始めましょう。

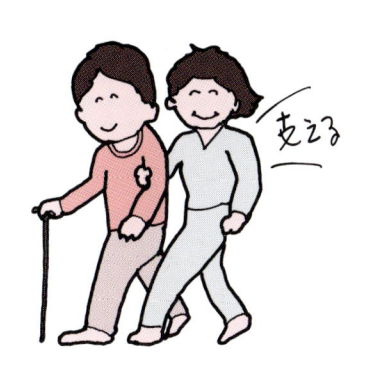

支える人は弱い方に立って手と腰を支える。

杖は軽くひじが曲がる長さ。

13 糖尿病の人の生活

合併症

　糖尿病は「インスリン」というホルモンの量が不足したり，効きめが悪くなり，血液中に過剰なブドウ糖がたまる病気です。ブドウ糖がたまりすぎるといろいろな合併症が出やすくなるので，予防と早期発見が大切です。

どんな症状がでるの？

1. 眼の障害
　血糖の急激な変化や高血糖が続くと網膜症や白内障があらわれます。

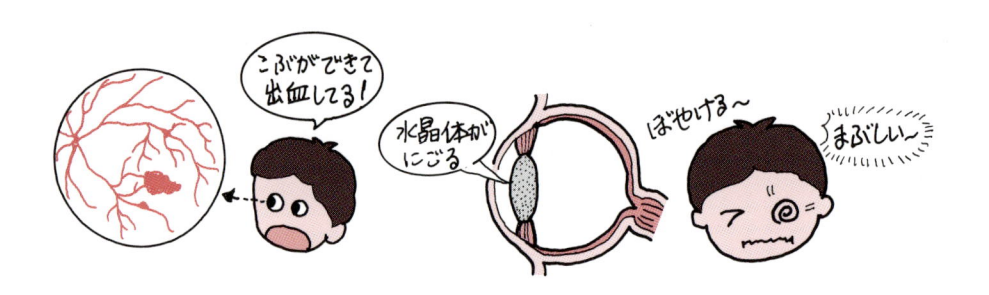

2. 神経障害
　知覚神経と自律神経系の障害が強くあらわれます。

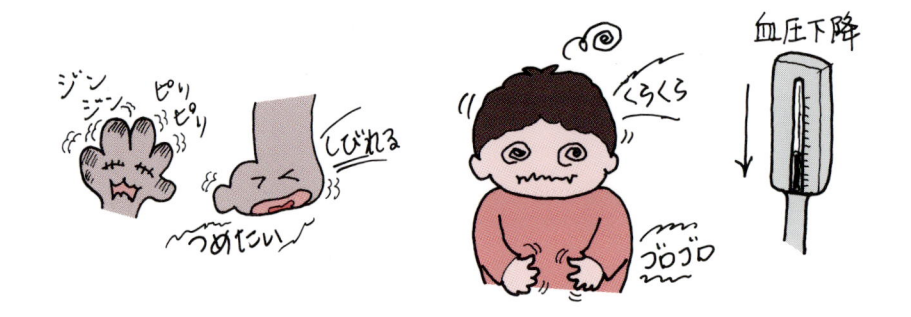

3. 足の障害

血行障害や感染を受けやすいため，発見がおくれると傷が治りにくくなり，壊疽をおこしやすくなります。

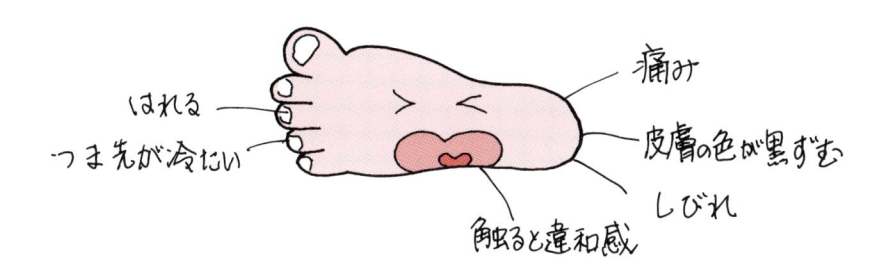

4. 動脈硬化

動脈硬化になると虚血性心疾患や脳血管障害をおこしやすくなります。虚血性心疾患には狭心症と心筋梗塞があり，脳血管障害には脳梗塞と脳出血があります。

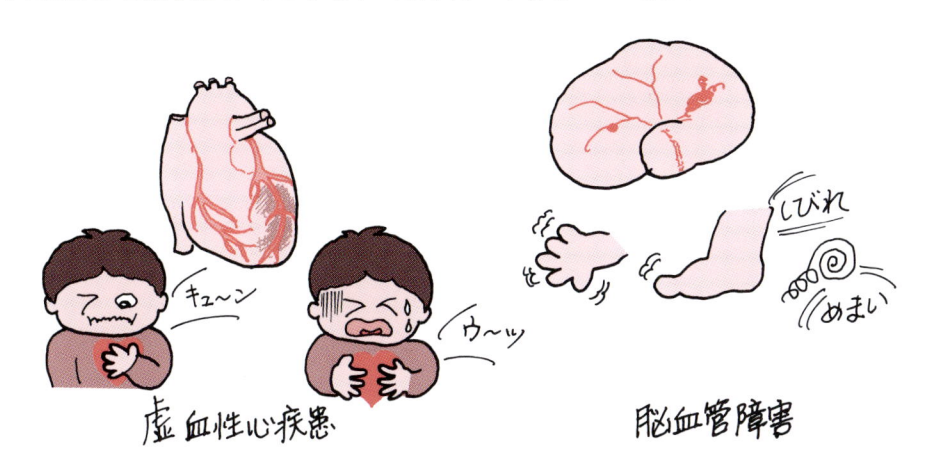

5. 感染症

主な感染症では，肺炎，歯槽膿漏，膀胱炎・腎盂腎炎などがあります。

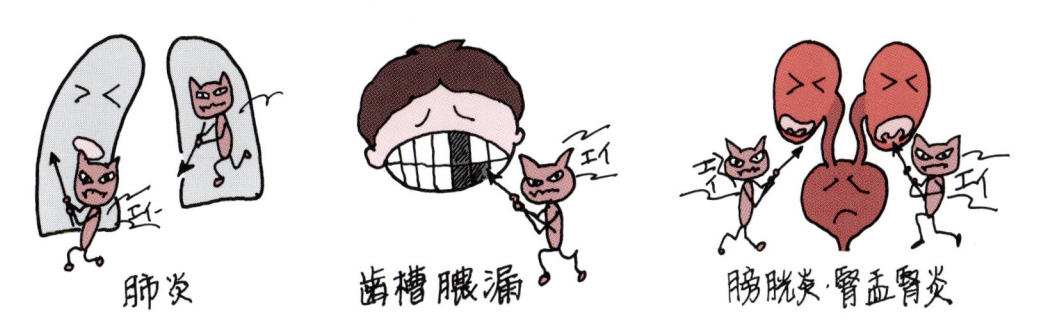

6. 腎臓の障害

腎臓の働きが悪くなり尿毒症などさまざまな症状がでます。（14～17ページ参照）

低血糖

血糖が低くなるとどうなるの？

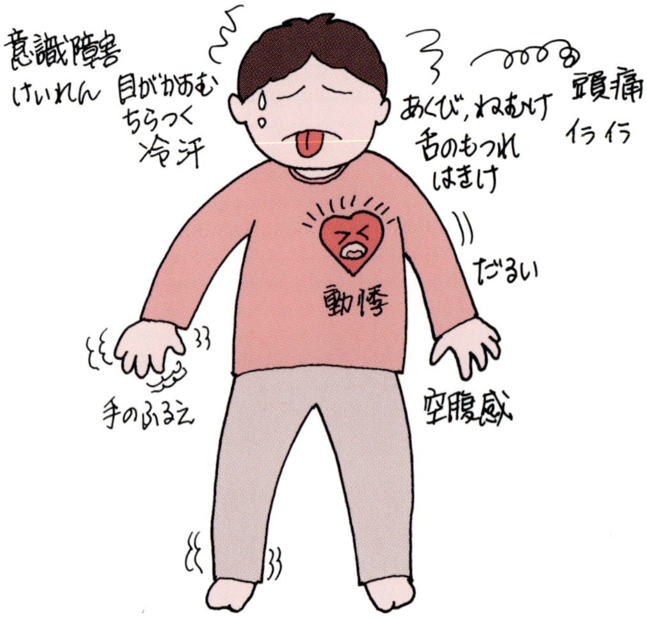

症状（図中）:
- 意識障害
- けいれん
- 目がかすむ、ちらつく
- 冷汗
- あくび、ねむけ
- 舌のもつれ
- ろれつがまわらない
- 頭痛
- イライラ
- 動悸
- だるい
- 手のふるえ
- 空腹感

＊低血糖は，いろいろな症状が出て，放っておくと生命に危険です。

低血糖時の応急処置は？

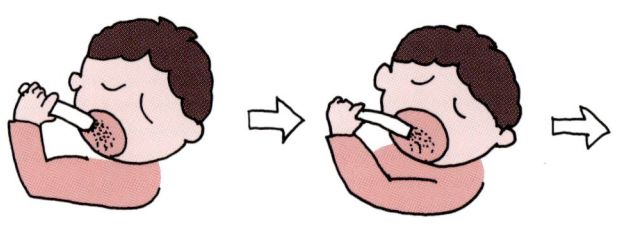

ブドウ糖あるいは1単位程度の補食をとる → 10〜15分で症状が改善しない場合，もう1単位追加する 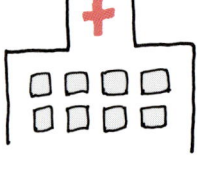 → 回復が悪い時は病院へ連絡する

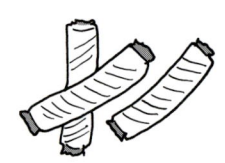

〈1単位の目安量〉 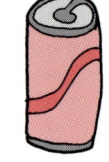
- ペットシュガー 20 g
- ブドウ糖 20 g
- 缶入りのジュース
- 炭酸飲料（コーラ・サイダーなど）200 ml

糖尿病の人の注意

食事のポイントは？

　糖尿病の食事療法は適切な熱量摂取がポイントになります。塩分や水分，カリウム，リンのとり方に気をつけましょう。

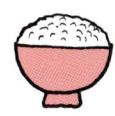

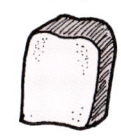

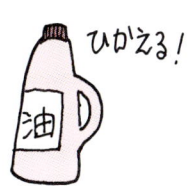

- 主食は1日の単位数を守る
- たんぱく質をとりすぎない
- 油の使い方を減らす
- 間食をしない
- コーヒーや紅茶に砂糖を使わない

薬物療法のポイントは？

●経口血糖降下薬

　インスリンを増やしたり，働きを良くしたり，ブドウ糖の消化・吸収をおくらせるなどの働きがあります。

●インスリン注射

　インスリン注射は決められた種類，量を守り注射しましょう。
- 薬は医師の指示を守りましょう。
- 運動のポイントは，「12．透析と運動」（68～75ページ）を参照しましょう。

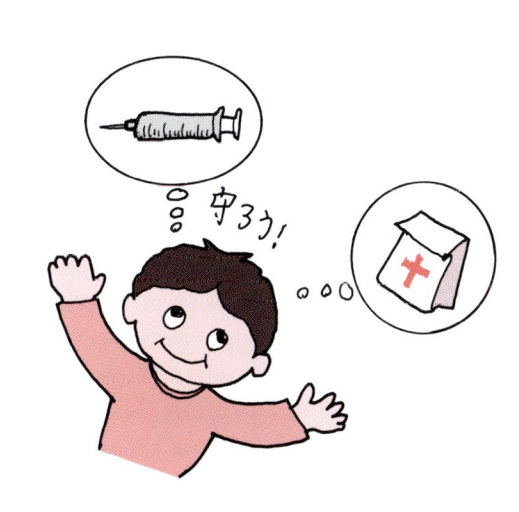

足の手入れの仕方は？

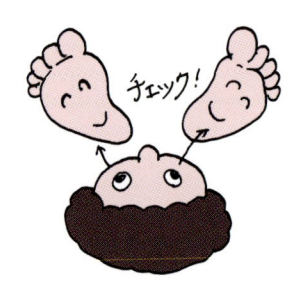

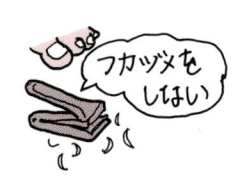

- 足の観察をする
- 爪の手入れをする
- 清潔に保つ
- くつ下をはくなど足を保護する 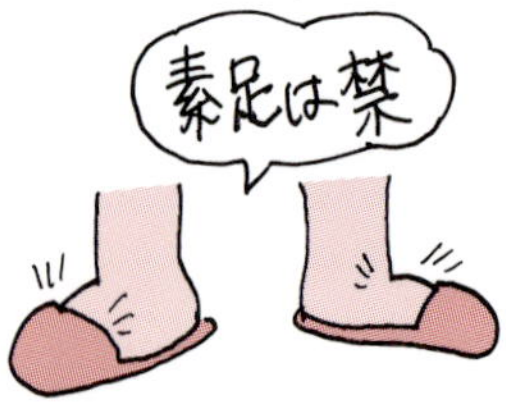
- たこやうおの目は無理にとらない
- 低温やけどに注意 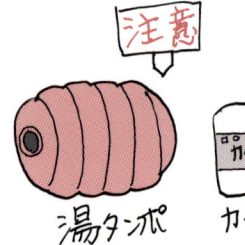
- 自分の足にあったくつを選ぶ 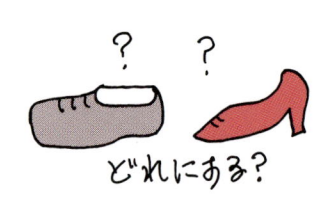
- 傷の手当ては早めに行う 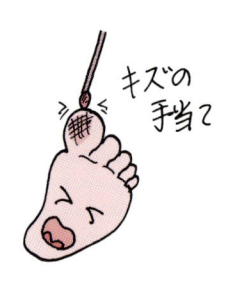

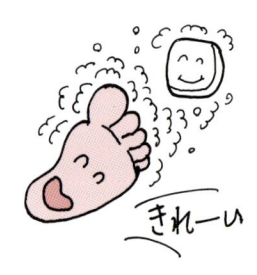

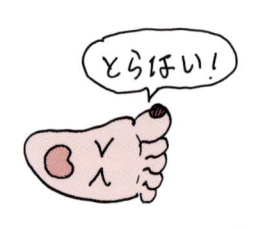

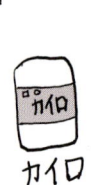

専門医に受診しよう！

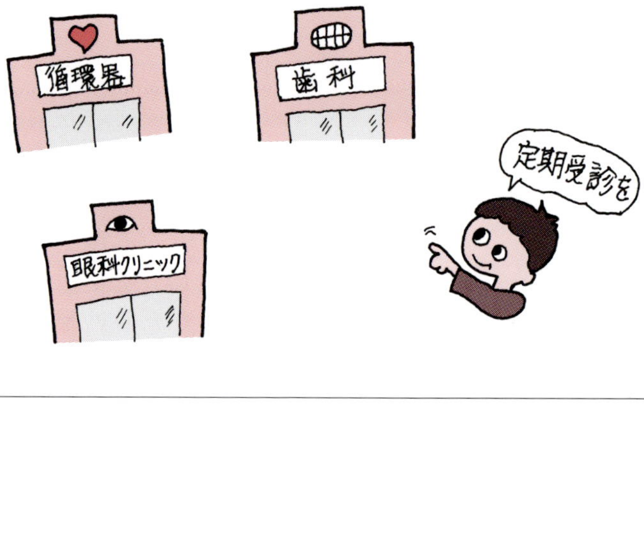

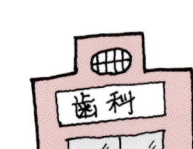

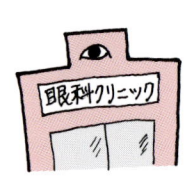

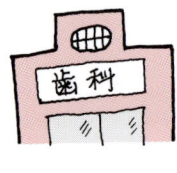

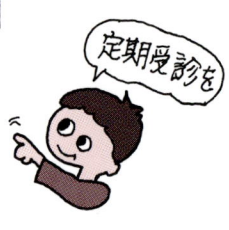

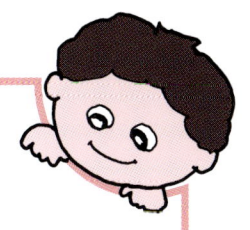

だいじなことをメモしておこう

14 日常生活上の注意

適切な透析 (21 ページ参照)

十分で安全で安楽な透析を行うことが大切です。透析の時間や回数を守りましょう。

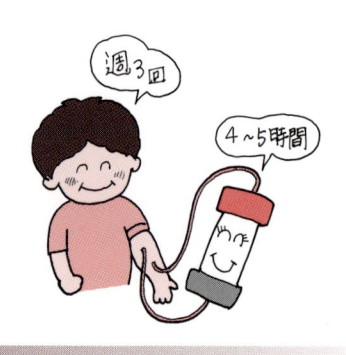

適切な食事 (40～62 ページ参照)

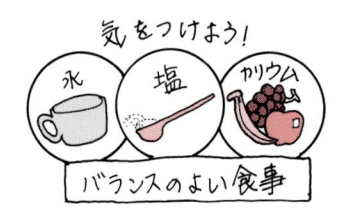

水分・塩分・カリウム・リンなどに気をつけて，バランスの良い食事をとりましょう。

適切な運動 (68～75 ページ参照)

運動は体力をつけて体を元気にしてくれます。無理のないように少しずつ始めていきましょう。疲れたら適度な休息・睡眠をとりましょう。

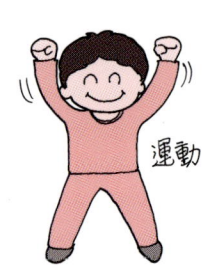

シャントの管理 (36～39 ページ参照)

シャントがつまったり，感染したり，出血しないように気をつけましょう。

薬の正しい飲み方 (64～67 ページ参照)

自分がのむ薬を知り，時間・量を守って飲みましょう。市販の薬や他の病院で出された薬を飲むときは，医師に相談しましょう。

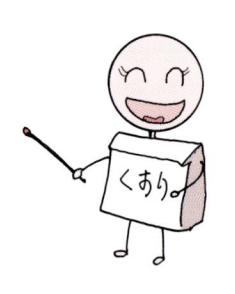

感染予防

なぜ感染しやすいの？

透析をしている人は，抵抗力が落ちているので感染しやすく，そのため以下のような病気をおこしやすくなります。

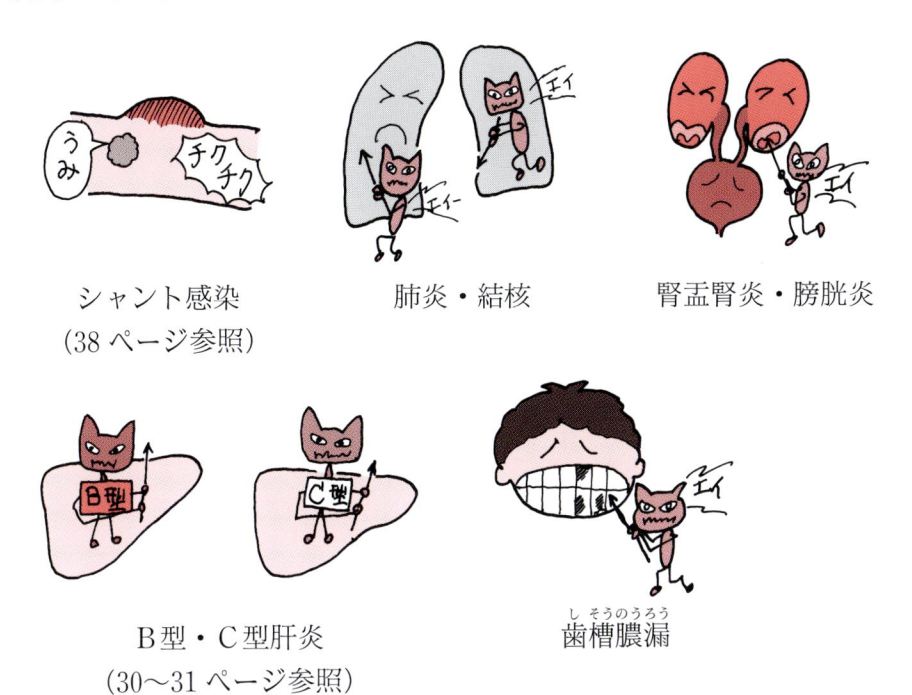

シャント感染
（38 ページ参照）

肺炎・結核

腎盂腎炎・膀胱炎

B 型・C 型肝炎
（30〜31 ページ参照）

歯槽膿漏

感染を予防するためには？

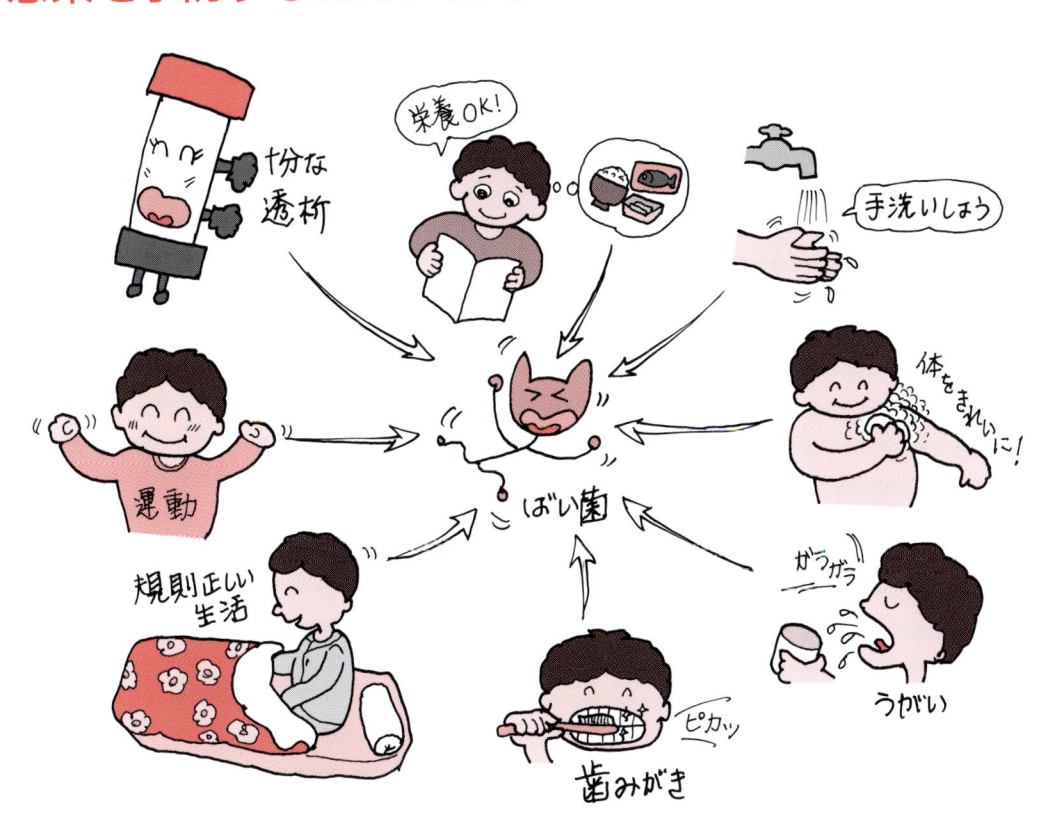

排便の調節

透析をしていると水分の制限があるため，便秘になりやすくなります。
便秘をすると毒素・カリウム・水分などが出にくく，食欲もおちます。
便秘を予防するには，以下のような方法があります。

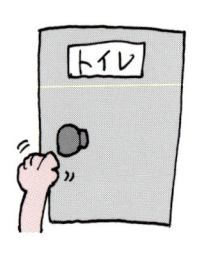

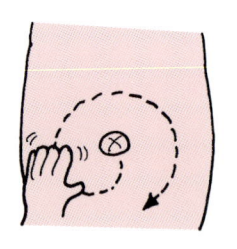

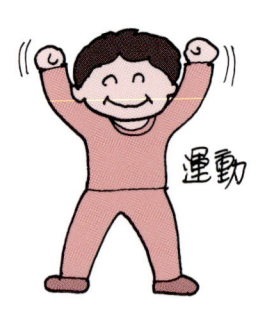

毎日決まった時間に
トイレに行く

お腹のマッサージは「の」
の字をかくようにする

適度の運動をする

- 透析の前に必ずトイレをすませておく。
- 透析中にトイレに行きたくなったら，がまんしないで看護師に連絡する。
- 下剤を服用している人は，透析時間を考えて飲む。

スケジュールの調節

透析日に用事がある場合，透析の時間や日程を変更することができるので，早めに連絡しましょう。

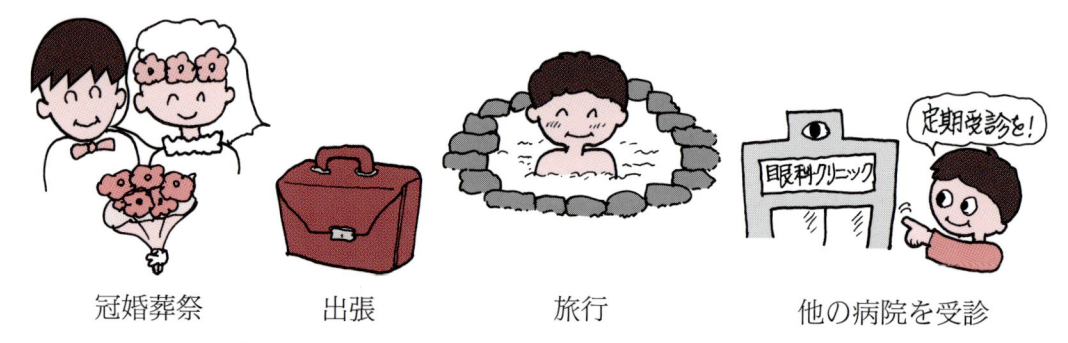

冠婚葬祭　　　出張　　　旅行　　　他の病院を受診

＊出張や旅行など他の病院で透析をする場合は，事前に予約と医師の紹介状が必要になる。

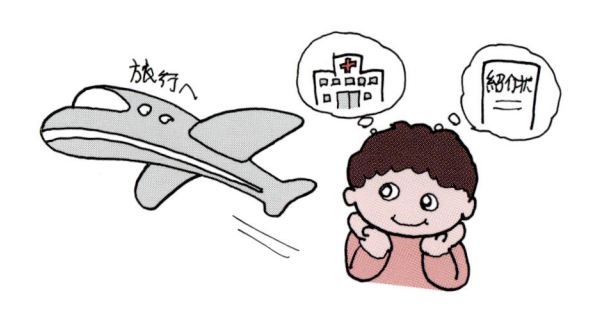

いろいろな治療方法

血液透析以外にも，いろいろな治療方法があります。これからの長い透析生活の中で自分にあった治療方法を選んでいきましょう。

1．腹膜透析

CAPDとAPDがあります。CAPDは腹膜を使って透析をする方法です。お腹にカテーテルを入れて約2000 mlの透析液を出し入れします。1日4〜5回，自宅で昼間，手で交換します。APDは夜間，器械を使って交換する方法です。

〈夜間，機械で交換〉　　〈昼間，手で交換〉

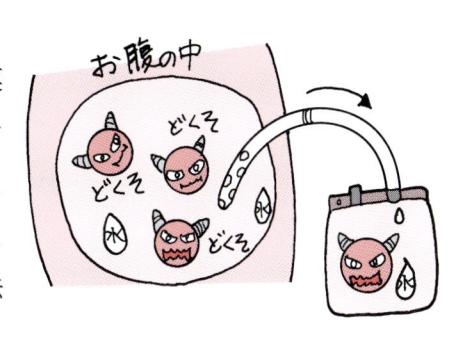

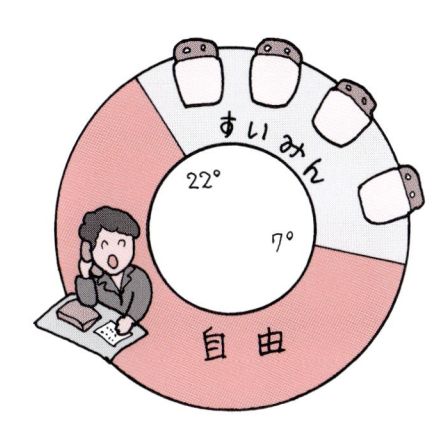

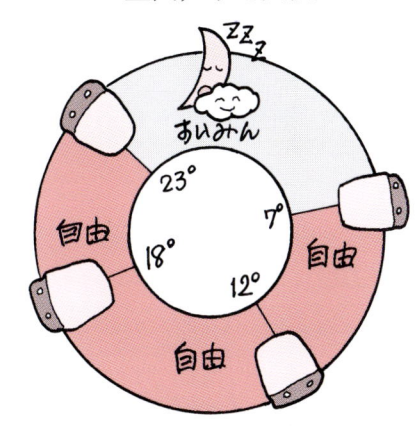

＊CAPDについて詳しく知りたい方は医師及び看護師に相談する。

2．在宅血液透析

在宅血液透析は家庭透析とも言います。家庭に透析装置・水処理装置を貸し出して，週3〜4回血液透析を行います。

本人が主体となり，介助者(家族)の手を借りて行う治療方法です。

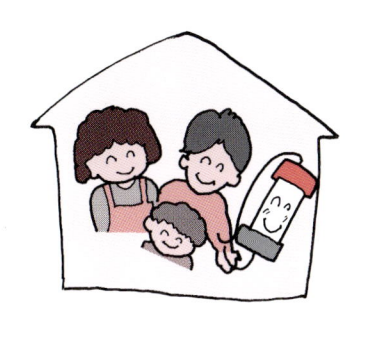

＊家庭透析について詳しく知りたい方は医師及び看護師に相談する。

3．腎移植

血縁者の腎臓を移植する生体腎移植と亡くなった人の腎臓を移植する献腎移植があります。腎移植をする前に移植する腎臓との相性(組織適合)を検査します。

＊移植を希望される方は医療者に相談する。また，㈳日本臓器移植ネットワークに登録する。

自分の体に関心をもつ

　血圧・体重・心胸比など検査の値から自分の体の状態を知り，記録しましょう。

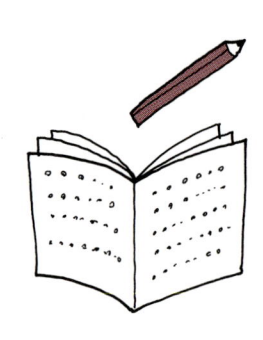

水分と塩分の管理は？

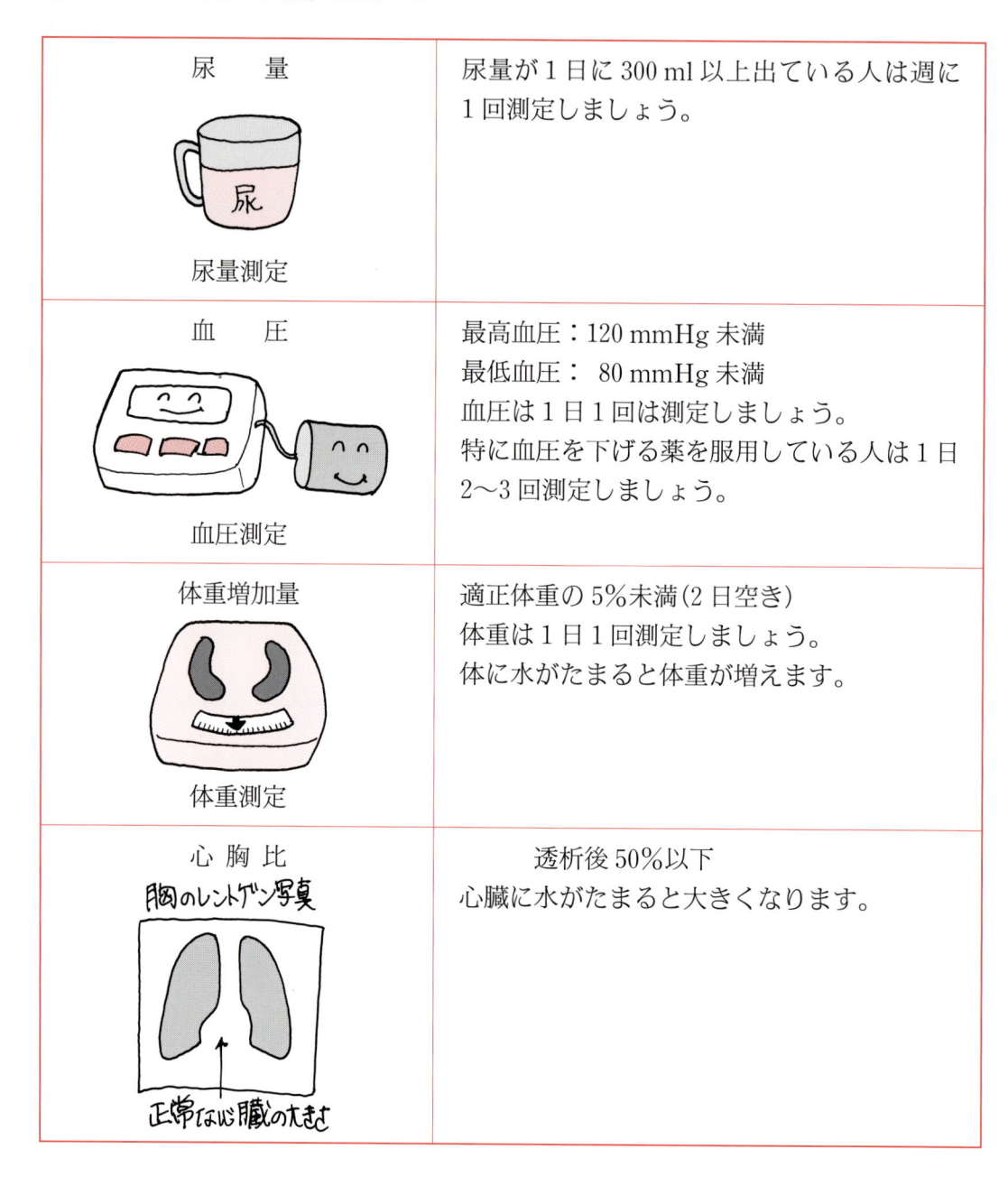

尿量測定		尿量が1日に300 ml以上出ている人は週に1回測定しましょう。
血圧測定		最高血圧：120 mmHg未満 最低血圧： 80 mmHg未満 血圧は1日1回は測定しましょう。 特に血圧を下げる薬を服用している人は1日2〜3回測定しましょう。
体重増加量 体重測定		適正体重の5％未満（2日空き） 体重は1日1回測定しましょう。 体に水がたまると体重が増えます。
心胸比	胸のレントゲン写真 正常な心臓の大きさ	透析後50％以下 心臓に水がたまると大きくなります。

透析は十分できているの？

項　目	透析前	透析後	
尿素窒素 BUN	80 mg/dl 以下	30 mg/dl 以下	体の中にいらなくなったものが透析をすることで半分以上取り除けます。
クレアチニン Cr	12 mg/dl 以下	5 mg/dl 以下	
カリウム K	5.5 mEq/l 未満	3～3.5 mEq/l	カリウムの多い食品(野菜・くだもの・海草・いも類・まめ類)をとり過ぎると高くなります。透析でカリウムを取り除きます。
リン P	6.0 mg/dl 以下		骨以外の場所(特に血管)に石灰のようなものがくっつき動脈硬化をおこします。

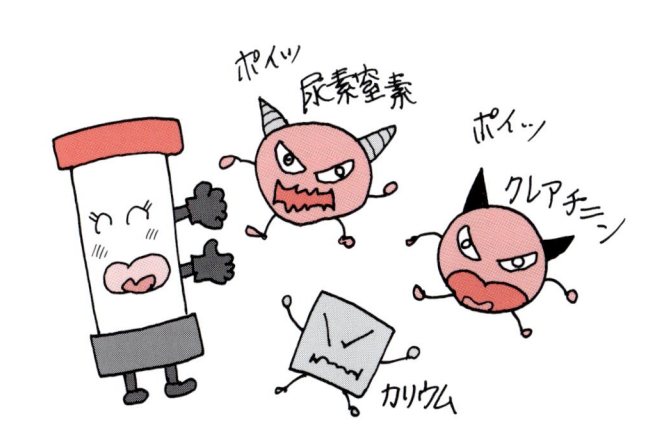

貧血のめやすは？

項　目	目標値	
ヘマトクリット Ht	30％程度	貧血の程度をみる目安になります。
ヘモグロビン Hb	10 程度	

自己管理ノートの記入方法は？

　自己管理ノートに血圧や体重や尿量，検査データを記入することで体の状態を一目で知ることができます。医師や看護師があなたの体の状態を知るために参考になります。

〈血圧・体重・尿量の書き方の例〉

(　　年　　月)

日・曜日	(6)日		(7)月		(8)火		(9)水		(10)木		(12)土	
血圧・薬	血圧	薬	血圧	薬	血圧	薬	血圧	薬	血圧	薬	血圧	薬
あさ	156/70	○	176/80		150/70	○	182/112					
ひる	170/82		140/70	○	164/90	○	150/84	○				
ゆう	190/90	○	180/100	○	186/106	○	140/72	○				
体重	54 kg		55→53 kg		53.2 kg		54→53 kg					
尿量	300 mℓ		350 mℓ		200 mℓ		230 mℓ					
連絡事項			透析				透析					

〈検査データの書き方の例〉

項　目	目標値		5/21			
ヘマトクリット (Ht %)	30 程度		29.8			
カリウム (K mEq/ℓ)	前	5.5 未満	4.3			
	後	3.0〜3.5	3.3			
尿素窒素 (BUN mg/dℓ)	前	80 以下	64			
	後	30 以下	21			
クレアチニン (Cr mg/dℓ)	前	12 以下	9.7			
	後	5 以下	3.1			
心胸比 (CTR %)	後	50 以下	46			
リン P	前	6 以下	5.9			

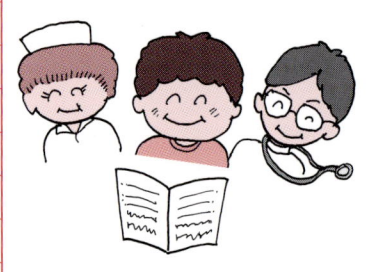

異常の早期発見

いつもとちがう症状がある時は早めに看護師に知らせましょう。

血圧・脈拍・体温の異常は？

血圧の異常 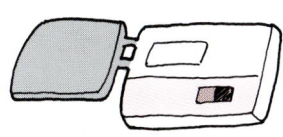
血圧が高い
血圧が低い

脈拍の異常 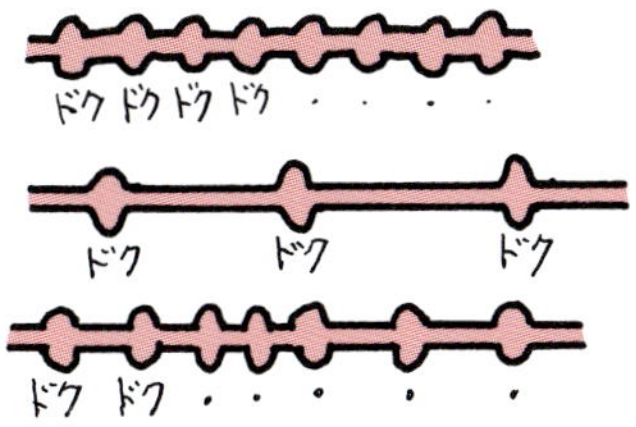
脈がいつもより多い，少ない，乱れている

体温の異常 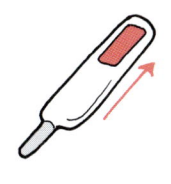
発熱している

高カリウムの症状は？

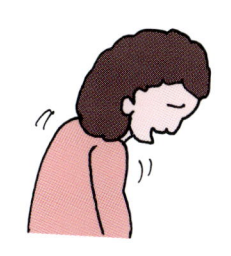

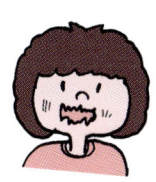

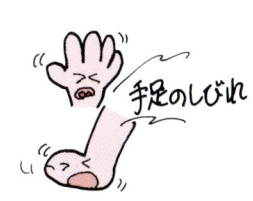

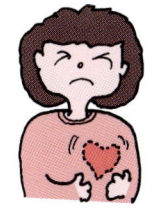

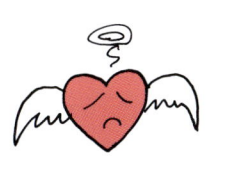

だるい　　唇のしびれ　　手足のしびれ　　胸が苦しい　　心臓がとまる

＊放っておくと心臓が止まってしまうので，早く病院に連絡する。

シャントの異常は？

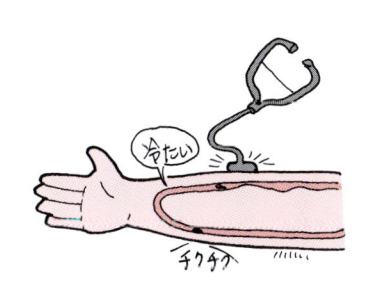

シャントのつまり 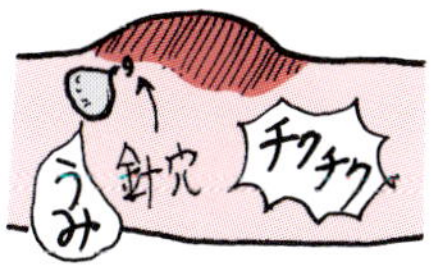　　シャントの感染 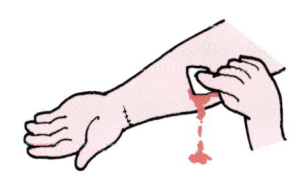　　シャントの出血

他にどんな症状があるの？

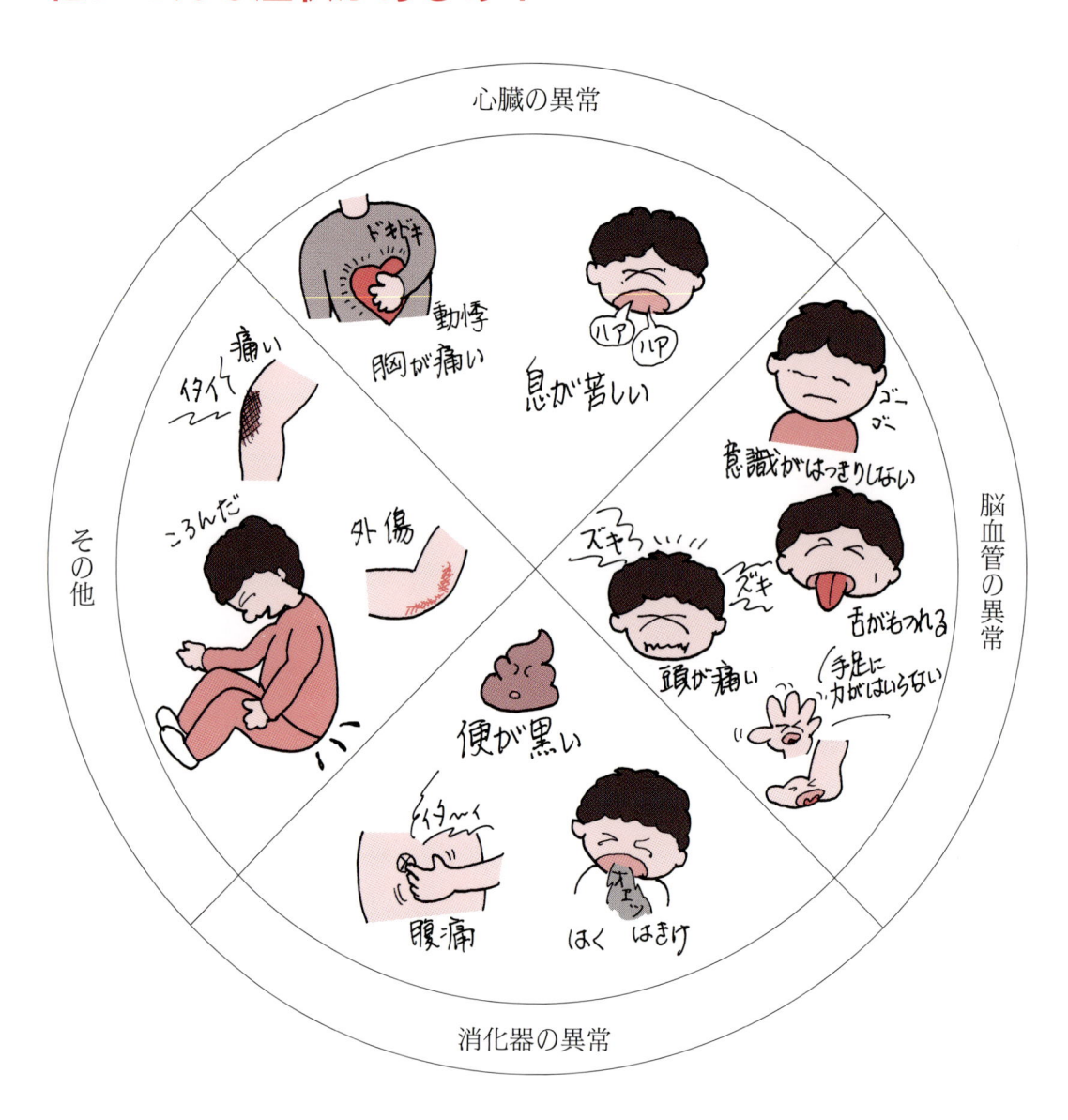

心臓の異常／脳血管の異常／消化器の異常／その他

- 動悸
- 胸が痛い
- 息が苦しい
- 意識がはっきりしない
- 舌がもつれる
- 手足に力がはいらない
- 頭が痛い
- 便が黒い
- 腹痛
- はく　はきけ
- ころんだ
- 外傷
- イタイ　痛い

連絡方法は？

1. 自宅の電話のそばに病院の電話番号を書いてはっておく。
2. 病院に電話をかけるときは透析を受けているところ，透析曜日，透析時間帯，状態（いつから，どこが，どのように，どうなのか）を伝える。

＊カードに連絡先を書いていつも身につけておく。

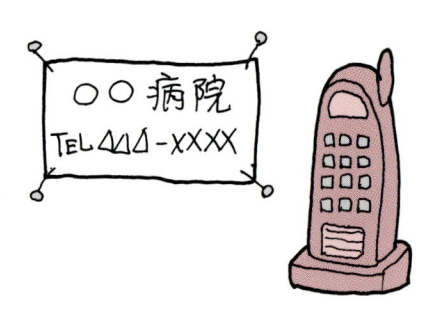

災害時の心得

透析中に地震や火事になったらどうする？

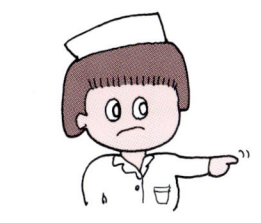

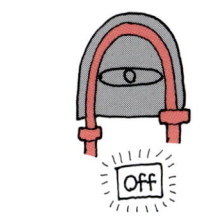

- 看護師の指示に従う
- 血液ポンプをとめる
- 血液回路を2本まとめて止めて切る（血液回路を切って止める器具もある） 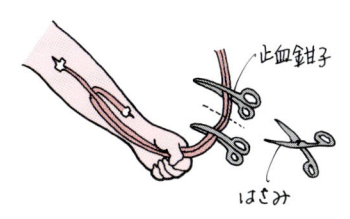
- 2人1組になってにげる
- 階段を使用してエレベーターは使用しない 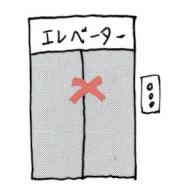
- 非常口を確かめる

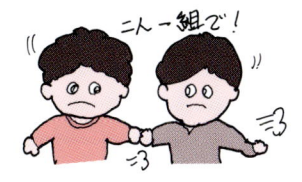

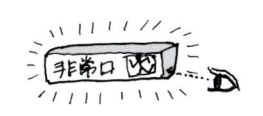

＊日頃から非常口や避難経路や避難場所を確かめておく。

透析していない時に地震がおきたらどうする？

　透析しない日が続く時は，水分やカリウムがたまらないように食事に気をつけましょう。

　避難時，居住地の災害対策委員に透析をしていることを知らせましょう。

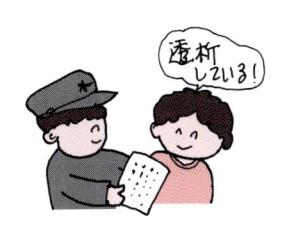

＊台風・洪水・積雪時は，交通網などの通院方法を検討する。災害時に他施設でスムーズに透析が受けられるように透析情報を記入したカードを作成し，常に携帯する。

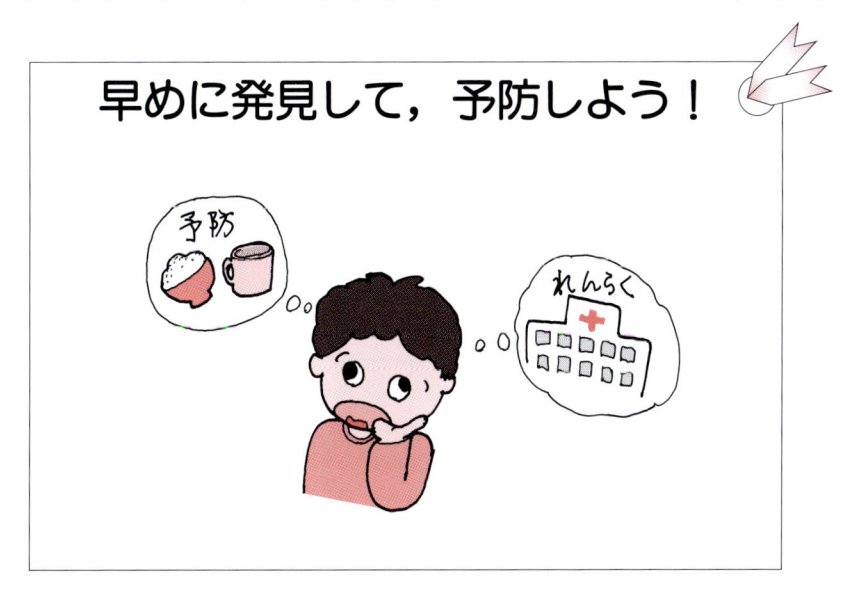

早めに発見して，予防しよう！

15 家族の方へ

家族の方が病気を正しく知らないと患者さんを必要以上に過保護にしたり，役割をとりあげてしまうことがあります。また，逆に無理をさせてしますこともあります。

患者さんができるところを支えたり，できないところを協力していきましょう。

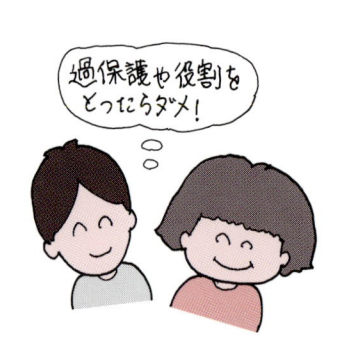

過保護や役割をとったらダメ！

病気や透析について知ろう！（10〜21 ページ参照）

1. 慢性腎不全

慢性腎不全はゆっくりと自覚症状もなく経過し，腎機能が障害され，なおらない病気です。末期にはさまざまな症状が出現し，透析療法を受けないと，生命が危険にさらされます。

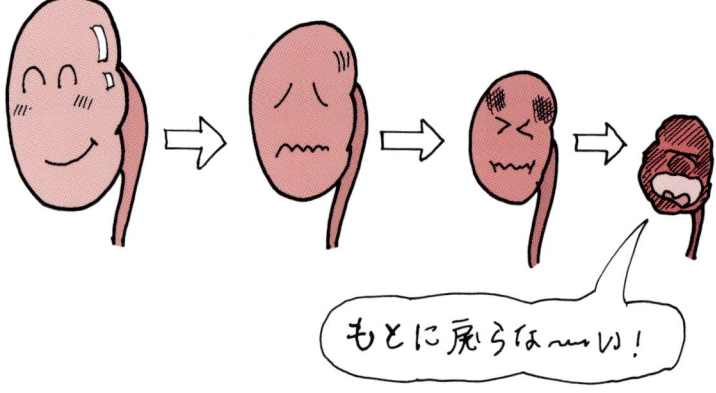

もとに戻らな〜い！

2. 透析療法

血液透析は血液中の毒素や水分，塩分，カリウムなどを取り除き，きれいにしています。1 回 4〜5 時間，週に 3 回おこないます。

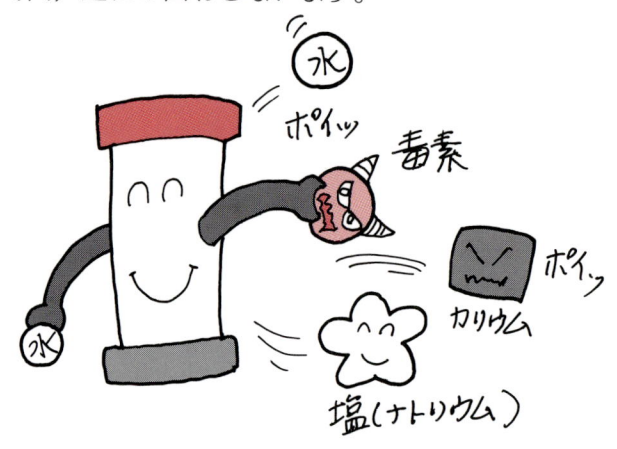

食事に気をつけよう！(40〜62 ページ参照)

　家族の方も水分，塩分，カリウム，リンのとり方など食事に関心をもって患者さんといっしょに学んでいきましょう。

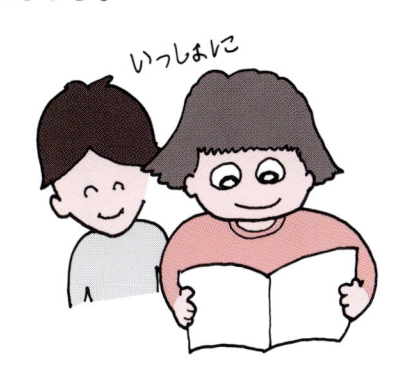

　患者さんは食事を制限されることでストレスを感じています。その気持ちを理解し"いけない"ことばかりを強調しないようにしましょう。

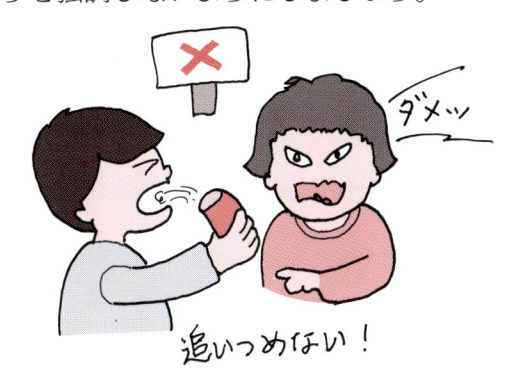

　治療食だけ特別につくるのではなく，味付けはうすいうちに早めに取り分け，そのあとに家族の好みの味付けをしましょう。また，野菜や芋などはカリウムを減らす工夫をしましょう。このように無理なくつづけられるような食生活を心がけましょう。

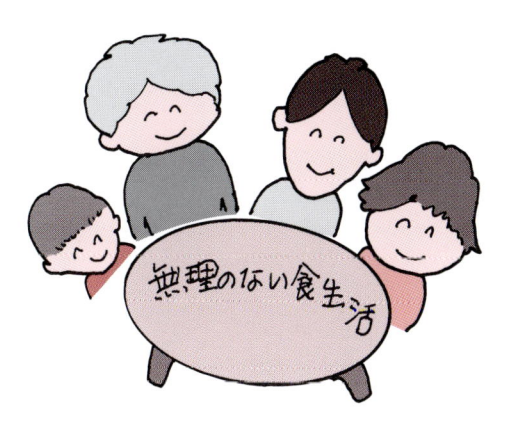

薬で気をつけることは？(64～67ページ参照)

　患者さんが自分で薬の管理ができない場合は，家族の方が1回分ずつセットするなどの工夫をしたり，内服しているかどうかの確認をしましょう。

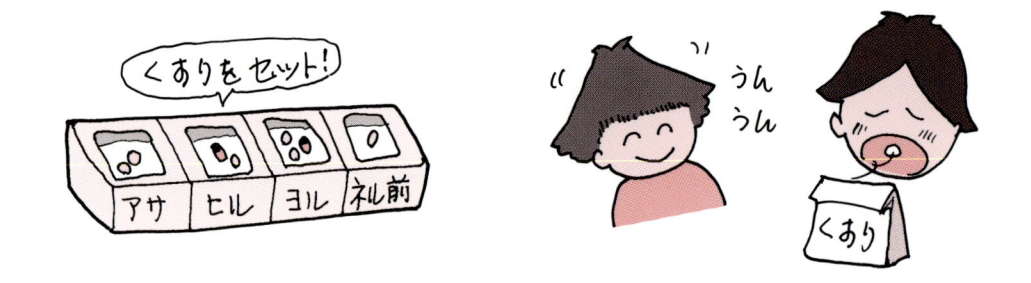

　患者さんの薬が変わったり，中止になった場合は医療者から連絡があります。また，薬の副作用がでることもあるので医療者に相談しましょう。

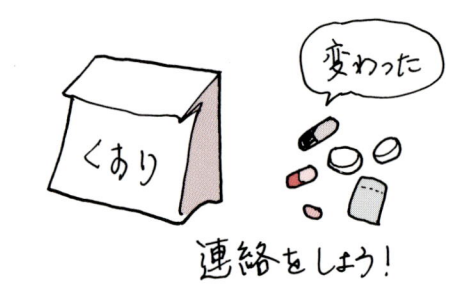

からだに関心をもとう！(22～27, 86～88ページ参照)

　患者さんのからだの状態を知るには，血圧や体重，検査データなどがひとつの目安になります。日頃から患者さんのからだに関心をもって，からだに変化のあった時は自己管理ノートや連絡ノートに記録して，医師や看護師に連絡しましょう。

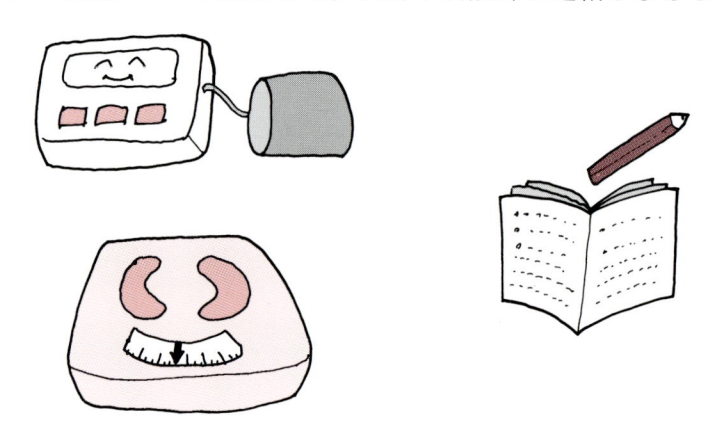

生活の幅をひろげるには？(68～75ページ参照)

　患者さんが自分で食事をしたり，トイレに行くなど，動く範囲がせばめられている場合，そのまま放っておくと，どんどんからだの機能がおちてしまいます。専門家のアドバイスにそって患者さんが積極的に動けるようにはたらきかけましょう。散歩や運動など家族の方といっしょに行うことで続けることができます。

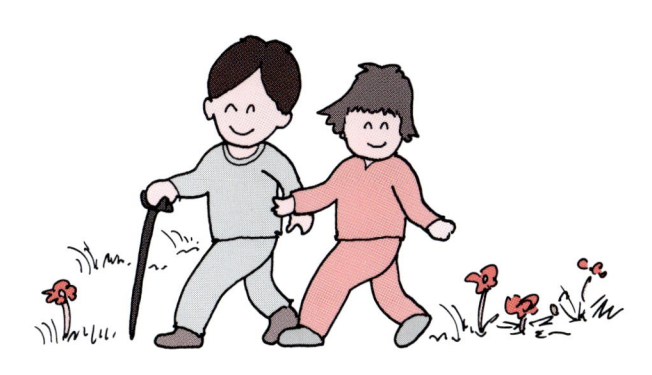

社会資源をうまく利用しよう(98～102ページ参照)

　通院や日常生活などで介護が必要な患者さんの場合，家族の方への負担が大きくなります。在宅医療サービスや福祉サービス，送迎サービスなどの社会資源を利用しましょう。その場合，医療者，特に専門家であるケースワーカーに相談しましょう。

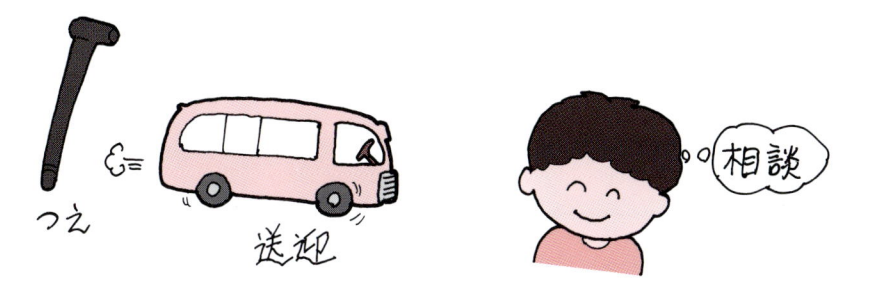

緊急時の連絡はどうするの？(89～90ページ参照)

　患者さんの具合が悪い時やいつもと違う症状があるとき，また家族の方が異常と感じた時は病院に連絡しましょう。

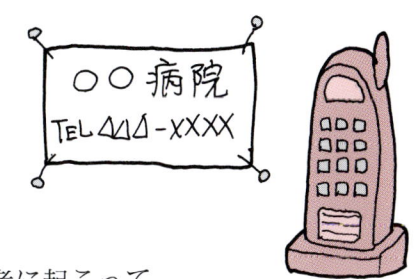

※電話での連絡や病院に受診するときは，患者に起こっている症状や血圧値，薬の飲み方など具体的な情報を医師や看護師に報告する。

支え，支えられる関係をつくろう

　腎不全で血液透析を宣告された患者さんは，ショックのあまりに気持ちが動揺し，自分自身を支えきれない状態になります。患者さんが病気や透析を受け入れていくためには周囲の人たちが患者さんの不安な気持ちを十分に聴き，見守ることが大切です。

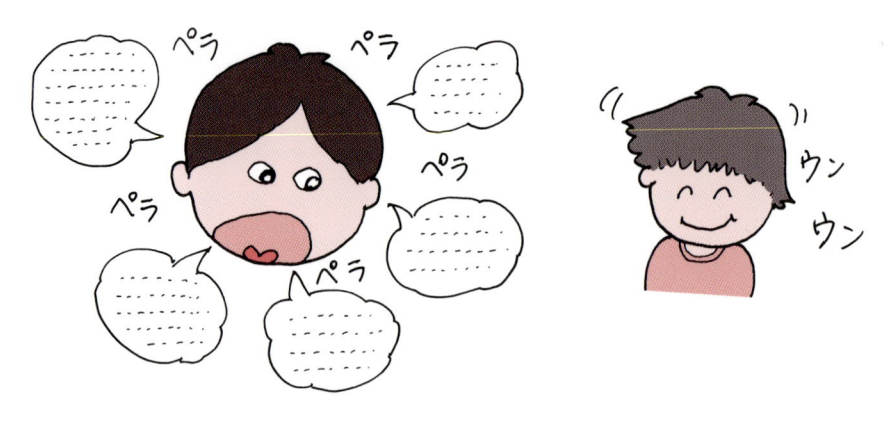

　透析の治療にとまどっているのは患者さんだけではありません。家族の方も同様にとまどっています。一人で悩まないで同じ立場の人や医療者に相談をし，多くの人とともに，患者さんを支えていきましょう。家族の方も周囲の人に支えてもらいましょう。

（6～9ページ参照）

あせらず，無理をせず，自然体で…。

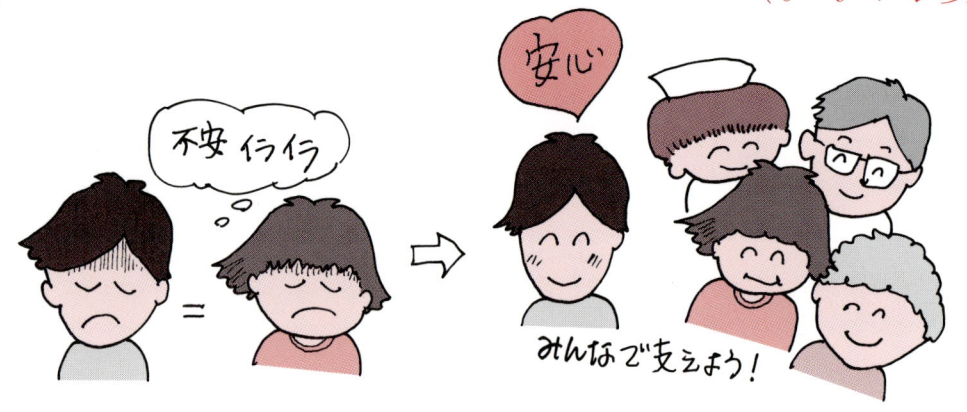

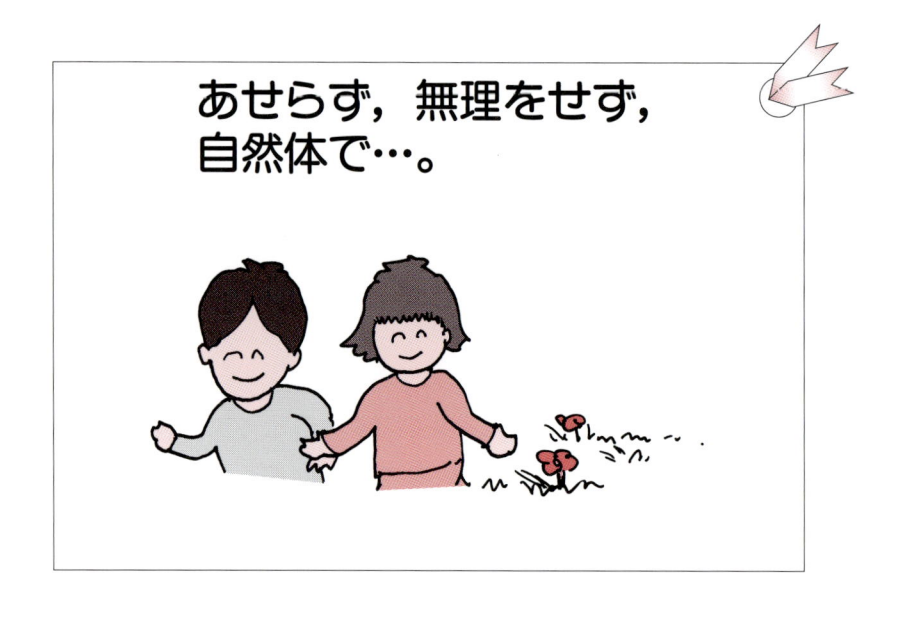

だいじなことをメモしておこう

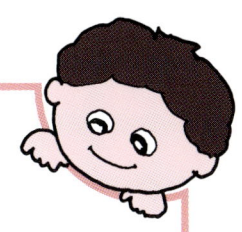

16 透析と社会保障

透析と身体障害者

透析をしている人は身体障害者の仲間！

腎臓の働きが悪くなって腎不全状態になると，身体障害者福祉法に定められた身体障害者に該当し，身体障害者手帳を取得することができます。

障害の証明となる身体障害者手帳を取得することにより，生活に役立つ福祉サービスを利用することができます。

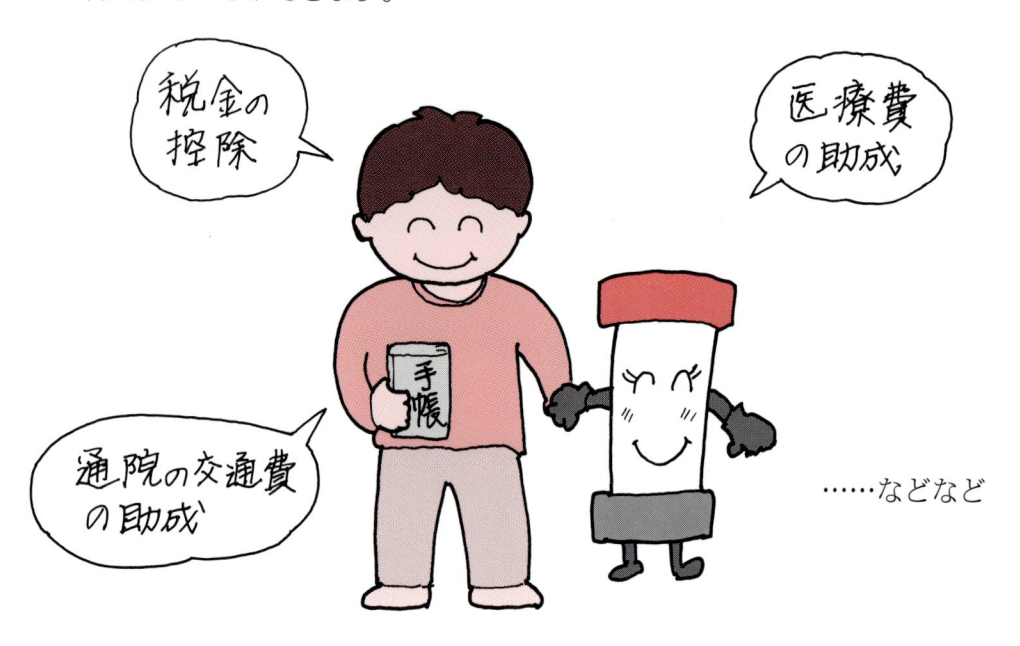

……などなど

身体障害者（腎臓機能障害）の対象範囲は？

腎臓機能障害の程度には，1級，3級，4級の3段階があります。等級は，腎機能検査データや日常生活の活動がどのくらいできるか，腎不全による症状がどのくらいあるかなどで決まります。数字が少ないほど重度の障害となり，また病状がすすめば4→3→1級と変更できます。障害が重くなるほど，利用できる福祉サービスが拡大します。

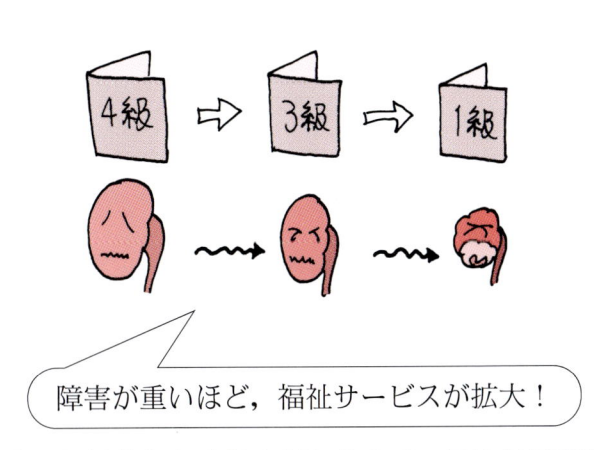

> 障害が重いほど、福祉サービスが拡大！

＊透析をしていなくても対象となる場合があるので、早めに医師やケースワーカーと相談する。

身体障害者手帳の申請手続きは？

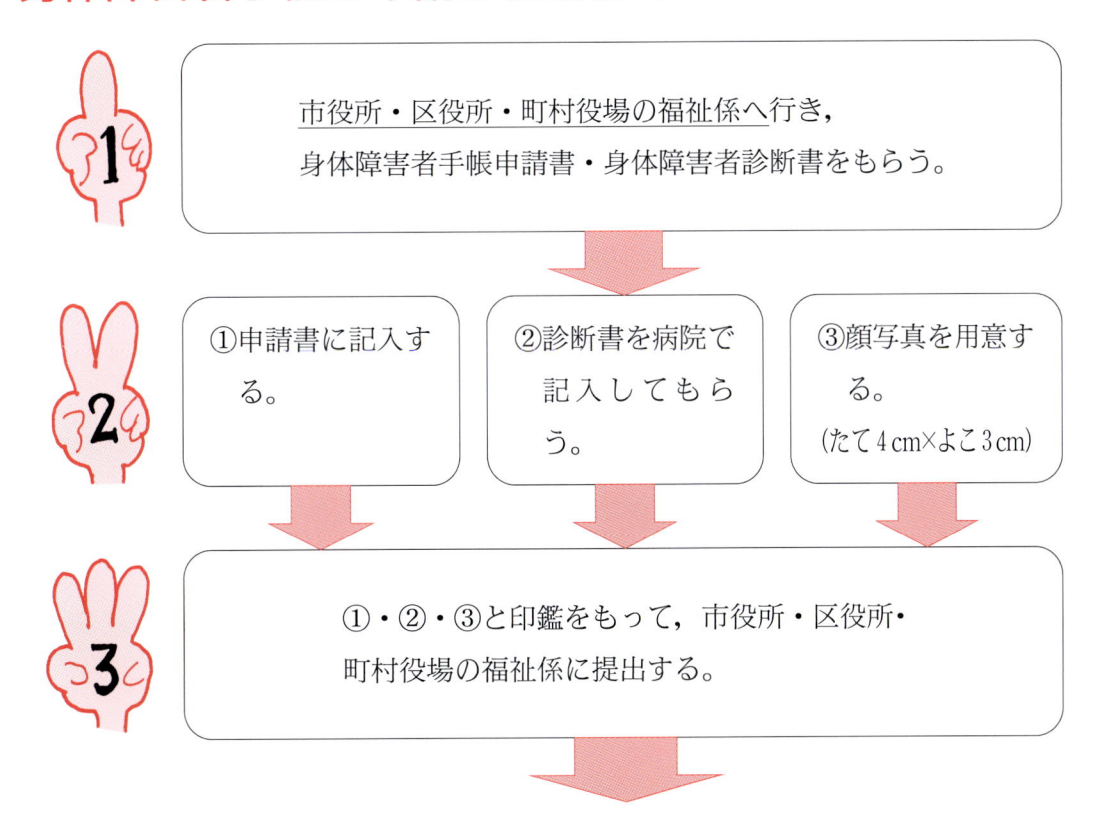

1 市役所・区役所・町村役場の福祉係へ行き、身体障害者手帳申請書・身体障害者診断書をもらう。

2
- ①申請書に記入する。
- ②診断書を病院で記入してもらう。
- ③顔写真を用意する。（たて4cm×よこ3cm）

3 ①・②・③と印鑑をもって、市役所・区役所・町村役場の福祉係に提出する。

約1ヵ月後、身体障害者手帳が交付されます。

＊身体障害者診断書は、都道府県知事の指定を受けた医師に記入してもらう必要がある。
＊身体障害者手帳に関する疑問などはケースワーカーと話し合う。

透析と医療費

　生涯にわたって透析を必要とする透析患者さんにとって，医療費の問題はたえず気がかりとなることです。国の医療費大幅抑制政策で，国民の自己負担は増えつつあります。医療費の保障は命を守ることと同じです。一人ひとりが自分自身のこととして真剣に考えることが必要です。

透析の医療は保険給付の対象なの？

　原則として医療費は保険から給付され，健康保険本人やその家族，国民健康保険の人は3割，後期高齢者医療の人は1割か3割の自己負担が生じます（平成27年10月現在）。

　透析の医療費も保険給付の対象であり，その自己負担分は，高額療養費制度の「長期高額疾病にかかる特例」，「自立支援医療制度（更生医療）」「障害者医療費助成制度」の利用によって軽減することができます。それらの内容と手続きの方法を知った上で利用しましょう。

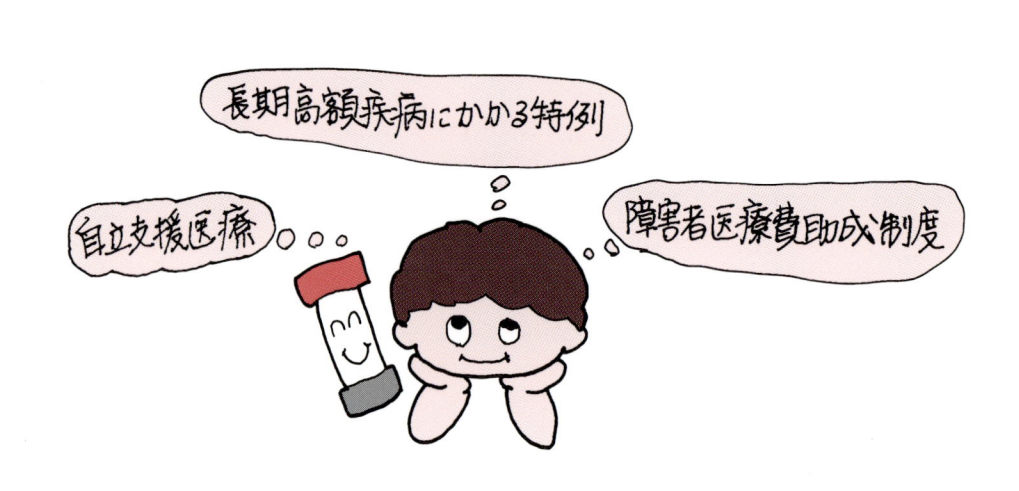

長期高額疾病にかかる特例とは？

　透析療法を必要とする慢性腎不全の患者さんは，『長期にわたり治療を必要とし，高額な費用を要する病気（長期高額疾病と呼ぶ）』の対象になり，特定疾病療養受療証を取得できます。その受療証を病院の窓口に提示すると，支払う医療費の限度額が1ヵ月につき1万円か2万円となります（平成27年10月現在。ただし，病院別，外来別，入院別となり，場合によっては2万円以上になります）。

　この受療証は透析をしていれば自動的に受けられるわけではなく，申請が必要です。

〈申請手続き〉

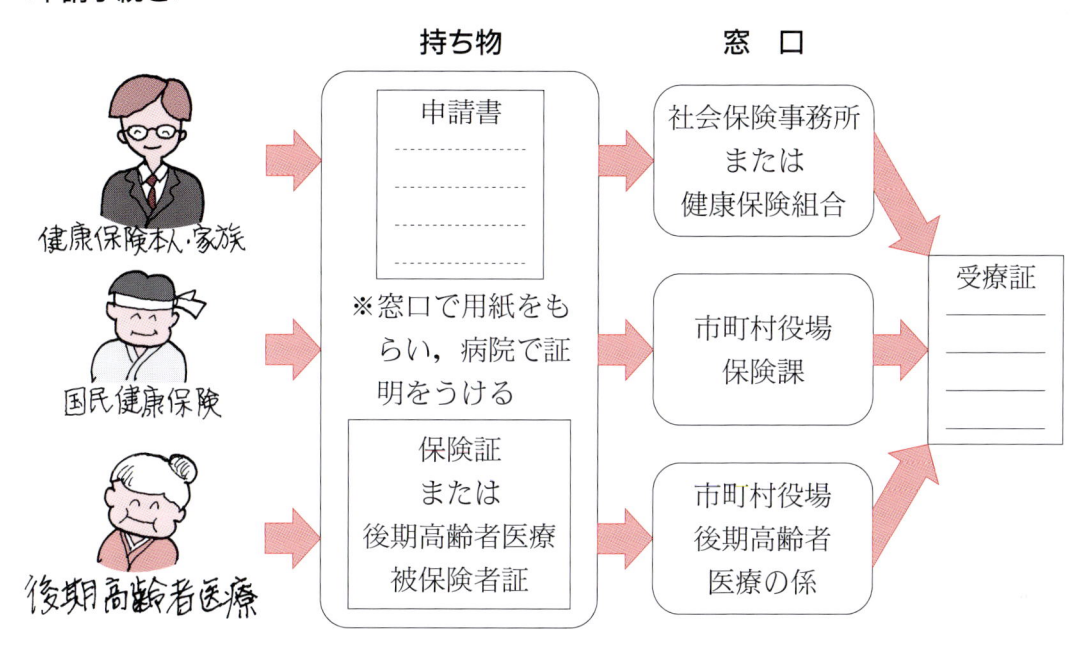

	持ち物	窓口	
健康保険本人・家族	申請書	社会保険事務所または健康保険組合	受療証
国民健康保険	※窓口で用紙をもらい，病院で証明をうける	市町村役場 保険課	
後期高齢者医療	保険証または後期高齢者医療被保険者証	市町村役場 後期高齢者医療の係	

更生医療とは？

　身体障害者手帳を取得した人が，医療を受けることで障害を軽くし，社会生活を円滑にすることを目的とした医療のことを更生医療といいます。腎臓機能障害では，血液透析，CAPD（シーエーピーディ），腎移植を受けている人が利用できます。

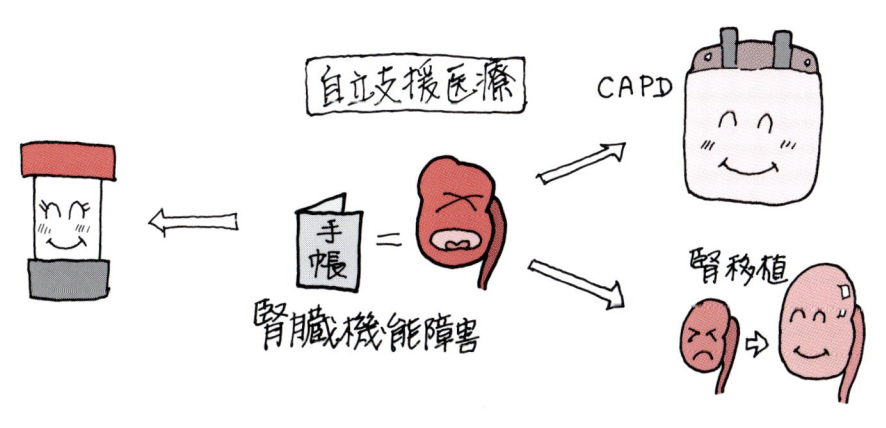

自立支援医療(更生医療)は，保険給付後の1〜2万円の負担を軽減します。ただし，世帯の所得により軽減の程度が異なります。

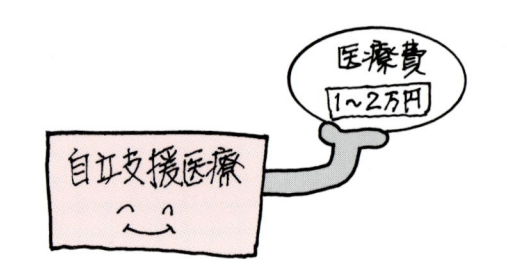

〈申請手続き〉
　①窓　　口　住所地の市町村役場の福祉係
　②持ち物　申請書・自立支援医療(更生医療)要否意見書・身体障害者手帳・印鑑
　自立支援医療(更生医療)は，厚生大臣または都道府県の指定した病院〔自立支援医療(更生医療)指定医療機関〕に限り利用できます。

障害者医療費助成制度とは？

　この制度は地方自治体がそれぞれに定めている制度で，その名前も対象範囲も異なります。身体障害者手帳を取得した人が病院に受診した場合，保険診療で生じる自己負担を助成する制度です。つまり，長期高額疾病にかかる特例や更生医療を利用しても軽減されない自己負担分を軽減します。
　自分がこの制度を利用できるかどうかは，住所のある市町村役場でおたずね下さい。

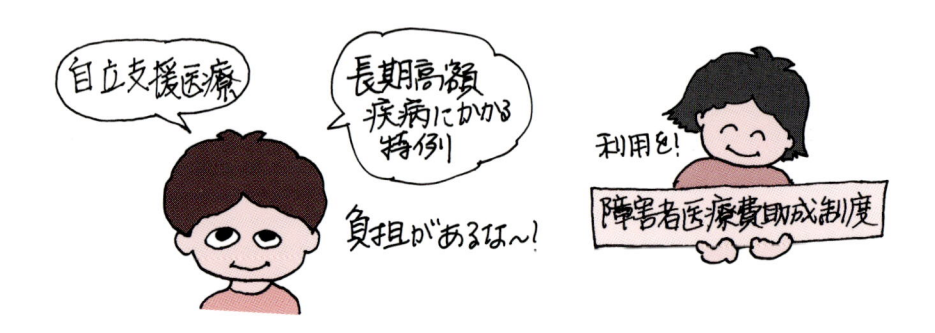

＊医療費の助成制度について知りたい時は，病院のケースワーカーに相談する。

だいじなことをメモしておこう

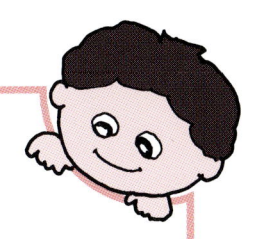